刀尖上的舞蹈

当大脑遇见肿瘤

郝淑煜◎著　张力伟◎审

北京市科学技术协会
科普创作出版资金资助

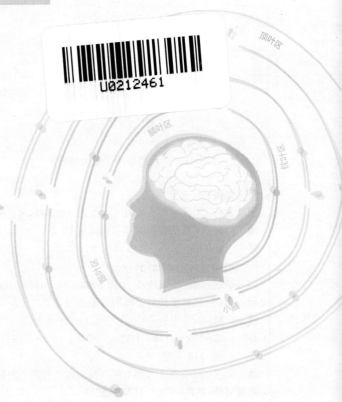

U0212461

人民卫生出版社

图书在版编目（CIP）数据

刀尖上的舞蹈：当大脑遇见肿瘤 / 郝淑煜著. —
北京：人民卫生出版社，2020
ISBN 978-7-117-29859-9

Ⅰ.①刀…　Ⅱ.①郝…　Ⅲ.①脑肿瘤－诊疗　Ⅳ.
①R739.41

中国版本图书馆 CIP 数据核字（2020）第 038526 号

| 人卫智网 | www.ipmph.com | 医学教育、学术、考试、健康，购书智慧智能综合服务平台 |
| 人卫官网 | www.pmph.com | 人卫官方资讯发布平台 |

刀尖上的舞蹈：当大脑遇见肿瘤

著　　者：郝淑煜
出版发行：人民卫生出版社（中继线 010-59780011）
地　　址：北京市朝阳区潘家园南里 19 号
邮　　编：100021
E - mail：pmph @ pmph.com
购书热线：010-59787592　010-59787584　010-65264830
印　　刷：北京顶佳世纪印刷有限公司
经　　销：新华书店
开　　本：889×1194　1/32　印张：6
字　　数：114 千字
版　　次：2020 年 5 月第 1 版　2020 年 5 月第 1 版第 1 次印刷
标准书号：ISBN 978-7-117-29859-9
定　　价：42.00 元
打击盗版举报电话：010-59787491　E-mail：WQ @ pmph.com
质量问题联系电话：010-59787234　E-mail：zhiliang @ pmph.com

当今社会已经进入信息化的时代，我们每天面对纷繁复杂的信息，却常常会面临选择困难。作为医生，有义务帮助大众了解健康知识和正确认识疾病。

而目前，医生们很难在繁重的临床工作中抽身出来做这件事，他们从专业角度可能会成为合格的或者是优秀的医生，但是从构筑健康中国的蓝图考虑，他们还欠缺一些，欠缺的是健康科普的技能。如果医生能够利用业余时间进行健康科普工作，那么他面对的不只是病人，而是大众，是广大健康人群，这些医生就不仅是治病的医生，他们还是传播健康知识的使者。

有一天，我正在出门诊，郝淑煜大夫将《刀尖上的舞蹈：当大脑遇见肿瘤》书稿送来，希望我写个序。当我看到这厚厚的书稿时，百感交集，我看到了一个临床医生在做好临床工作之余，所怀有的医者情怀和社会责任感。

首都医科大学附属北京天坛医院每年有近万例的脑瘤患者接受手术治疗。每天神经外科门诊都聚集着来自五湖四海的患者，他们对疾痛疑惑、恐惧、无助，对医生充满着依赖、崇拜，甚至会把医生神化。在他们眼里，医生就是救命稻草。然而现实工作中，医生却不是神，有时患者的治疗效果满意，更多时候医生对疾病也无能为力。正如特鲁多医生的墓志铭所写——有时治愈，常常帮助，总是安慰。如何让患者和家属能正确地认识、理解、接受疾病以及疾病所带来的伤害这是目前急迫需要关注的问题，也正是此书的价值所在。

《刀尖上的舞蹈：当大脑遇见肿瘤》从医生的角度记录了在天坛医院就诊患者发生的故事，故事的原形均来源于真实病例，是叙事医学的又一力作。通过这些故事，作者揭开了神经外科疾病的神秘面纱——从癫痫到脑积水，从儿童脑瘤到脑膜瘤、胶质瘤，从罕见病到佛系人生，脑瘤的早期发现与诊治知识在该书中均有涉及。读者在收获知识的同时，亦可在冰冷的手术刀之外，读到医生细腻的情感，读到医务工作者对疾病的共情，感受到了冷峻的白衣下他们那颗温暖的、可托付的医者仁心。

病房，除了疾病之外，又是社会的一个缩影，亲情、友情、同学之情、父子之情在笔端流淌。笔者为自己同学手术时复杂的情感、接听了失独父亲来电后的回忆、身处异国他乡时的爱国情结，这些故事是一名普通医生的日日夜夜，也是勇敢直面疾病的人们的真实记录。

2020 年的春天是不寻常的，新型冠状病毒肺炎袭来，每个中国人都面临着疫情的考验，广大医务工作者挺身而出，在疫情面前展示出英勇无畏和医者的责任与担当，医者的灵魂在生死线上得到洗礼与升华，这是一条独特而亮丽的风景线，就像本书所描写的一样，是刀尖上演绎的动人舞蹈。

是为序。

2020 年 2 月

张力伟，主任医师，教授，博士研究生导师，首都医科大学附属北京天坛医院副院长，中国医师协会神经外科医师协会会长

序二

　　神经外科医生治疗的对象是脑和脊髓，是人体最神秘的组成部分，神经外科医生的手术刀需要精益求精，我们的日常工作就像郝淑煜大夫所著书籍的题目一样，是"刀尖上的舞蹈"。

　　在我走出医学院的那一天就跟随王忠诚院士开展脑外科临床科研教学工作，后来我又带领年轻医生工作，在神经外科的舞台上已经摸爬滚打几十年，我目睹了像郝大夫这样优秀的年轻神外医生的成长历程，手术技术在传承中得到了磨砺与共同的提升。除了技术之外我们还需要提高什么，还能为患者做些什么，我想应该是用专业的知识去安抚、去慰藉，去温暖病患的身心。

　　该书中的一些案例是我跟郝大夫共同经历过的故事，这些故事也勾起了我对那些患者的回忆。医生与患者的关系就像鱼和水一样，而绝非冰冷。《刀尖上的舞蹈》就是当大脑遇上肿瘤时，神经外科病房里情感与现实的碰撞、命运无常与人性温暖的交织，讲述了人人需要了解的健康知识，也讲述了鲜为人知的人生故事。

中华医学会神经外科分会副主任委员

北京天坛医院神经外科教授

你觉得疾病离你有多远？

是一篇小说与读者的距离？是电视屏幕内外的距离？亦或者是医院病房内外的距离？

曾经我觉得疾病离我很远，唯一打过交道的医生是口腔科医生，那是因为龋齿而痛苦地去就医。

除此之外，我从小身体就不错。

八百米的测试经常满分，有时吃坏东西也不会拉肚子，即使在咳嗽不断的高三，我还精神抖擞、每天都去跑跑步。甚至在高考前崴了脚，高考前一晚吃了火锅外加冰镇西瓜，最后还顺利拿到了医学院的录取通知书。

周围的同学问我为什么要学医？当时自己只是骄傲地昂着头，心里想着这门专业的分数线最高，而我要选择最好的，所以就应该去学医。当然也因为我父亲是医生，从小受了白大褂文化的熏陶。十余年枯燥的学医生涯也没有打败骄傲的我，哪怕学医的日子比高三还要辛苦、还要复杂。

我意识到医学上的有心无力是在做了医生之后，那时我刚完成规培、轮转和住院总训练，成功地做了一名脑肿瘤医生，正在天坛医院神一样存在的一批知名教授的带领下，开始专攻脑瘤方向。

在所有的疾病中，肿瘤毫无疑问是最恐怖的一种，而脑瘤，就像地狱中的三头犬，面目最为狰狞。

我愿意把我接触到的所有负面词汇来形容它，来时毫无征兆、气势汹汹，大多数时候，我们甚至不知道怎样去预防。可能某一天，你的左眼或者右眼忽然看东西不适应了，你一脸淡定以为是最近工作太累，可到医院检查，居然是肿瘤。

有的朋友甚至比我之前的身体还要好，保持着定期运动的习惯，饮食规律，从小就知道控制体重——但没用，没用，脑瘤说来就来了。

这种没有规律的、如影随形的恐怖让我内心不安了许久。

我明白对于医生来说，救死扶伤是天职，不该对患者有太多超出医患之间的感情，可每每看到患者离世后，那些痛哭流涕或是默默垂泪的亲属，我都会内心一紧。我非常恐惧有一天在走廊无助等待的人变成自己，不知道这样的噩梦什么时候会结束。

在疾病面前，人类实在是太过弱小。

前段时间受到好友的邀请，一起去看了《流浪地球》，看后不由感慨：许多大事，反而开始变得琐碎。有几个人会意识到一场小小的山火、一些物种的灭绝、一座城市的传染病会引发地球的危机呢？人们平时很难意识到那些细微改变所带来的巨大影响。

从医多年，我曾经见过把癫痫的征兆当成酒后发疯的大学生，也曾经见过明明已经浑身不舒服却只是觉得原因在于自己加班过度的程序员，还有明明人生前途光明却早早失去生命的小朋友，或是把小病拖成大病的家庭主妇……

但是没有人，包括我自己，在面对诊断书和住院通知之前，会想到某种疾病会找上门来。

一切来得总是太快，太意外。

我时常会问自己，我能做什么呢？当我感觉到手术刀无力的时候，我想到了文字。虽然属于自己的时间很有限，我还是会抽周末的时间将这周遇见的疾病故事写下来。

在这个过程中，我性格的一部分也在慢慢改变。我尝试与一些患者及其家属保持联系，我不再认为聆听患者的倾诉是一件与工作无关的浪费时间的事情，倾听使我走进了患者，理解了疾病，对疾病所带来的痛苦有了共情，使患者感受到了来自医生的关怀和爱，使他们有了战胜疾病的勇气。

甚至在做完手术的深夜，我也会打开微信，看到他们身体康复的消息或者关心我的话语，我的心情会轻松好多，能获得很多患者、家属的信赖与尊敬，让我感觉到了医生的价值，为医生这个特殊职业感到骄傲，这也促使我希望为他们做更多。

如果本书里的故事能给大家留下深刻的印象，为脑瘤的科普做出了一点点传播贡献，那就是我小小的心愿了。

追寻生命的意义是我前进的动力，尽管前途荆棘，但愿你我协力同行，向着阳光、向着希望、砥砺前行！

郝淑煜

2020 年 3 月

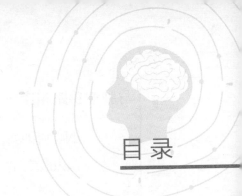

目录

1 沉默的杀手

2 医生，我是你的病人

1

沉默的杀手

你第一次听到"脑瘤"两个字是什么时候呢?

我记得我对脑瘤最初的印象,来自韩剧。

在粗浅模糊的记忆里,《蓝色生死恋》的女主角,似乎就是死于脑瘤。

当我在医科大学学习的时候,就已经觉得电视剧里脑瘤的梗俗套而无趣了。好多男、女主角最后因脑瘤而死,似乎是爱情剧的潮流,但虚构剧本与教科书里的记录差别太大,让我难以入戏。

直到做了一名真正的脑科医生,我才意识到脑瘤实实在在就在那里,它就像一个潜伏的鬼魅,在毫无征兆的情况下伺机出动,带走人们的健康。

1　脑瘤离我们有多远

就在写下书稿前言的前几天，我刚去其他医院看了几个患者。

其中一个是我的中学同学。我还记得我们两个互相抄暑假作业，结果抄了两个晚上都没抄完，最后磕磕巴巴在老师面前找借口被发现，不得不挨了一顿痛揍的倒霉样子。

他是个非常活泼的人，似乎总是拥有发泄不完的旺盛精力，那时同学们经常想，他将来一定会学体育，变成一个优秀的运动员为国争光，而不是现在这样躺在病床上。

刚知道他生病的时候，我非常惊讶，赶忙驱车去医院探望。令人震惊的是，原来那个生龙活虎、满身腱子肉的同学，现在毫无精神地躺在病床上。他所在的科室，肿瘤内科。

与主管医生寒暄后得知，他的肿瘤已经播散到了脊柱，目前只能接受靶向治疗，且治疗前景不容乐观。看到同学，突然想起了《当呼吸变为空气》里的保罗，他们都是曾经那么阳光、那么年轻，都面对着死神恶魔的光顾。我和同学聊聊往事，除了安慰还是安慰，但心里却是无奈而难过。

我虽然是医生，但什么也帮不上。

"淑煜，你有空就写本关于你们专业的书吧，你不是治疗脑瘤的吗？"

临走的时候同学忽然拉住我。

"我虽然不是学医的，但我听医生说，很多绝症，只要早点发现、早点就诊治疗，就可以早早康复，没有生命危险。我真的很后悔没有定期体检，如今身体不行了，后悔也来不及了。"

回到家后我沉思了良久。

作为一个神经外科脑瘤专业医生，接触的是疾病中最凶险、最可怕的一类。尽管令人扼腕可惜的病例不胜枚举——我尽可能地回避这些让人痛苦的记忆，但从医多年、我勉强也算一名"资深医生"，接诊过太多这样患者，甚至好些慕名而来的老乡、朋友。每次看到过去熟悉的面孔变得形容枯槁，我心里总是有说不出的滋味。

有一段时间曾是连续被打击，短短一周内，我接诊了大学同学、小学老师的儿子、高中同学的亲戚，全是脑瘤患者。

我惊讶于这个疾病离我们生活之近，曾经以为它距离我们非常遥远，不算什么事情，但事实并不是这样。这些简单的、复杂的，良性的、恶性的，出生时就有的、或是最近才生长出来的脑瘤告诉我，它其实就在我们身边。

身为医生，我能用好手术刀，也要拿起笔写一写脑瘤的事情。如果脑瘤患者清楚疾病的大致状况，说不定能早点发现、早点把问题扼杀在萌芽阶段，那么对于自己、对家庭、对国家，都是可以减少成本、负起责任的。

我重新思考了"脑瘤离我们有多远"这一话题，把我工作十多年的经历，对疾病的感悟讲给大家。

首先跟大家聊聊脑瘤的一些早期的表现，希望大家在发现这些问题的时候，不要大意，也不要恐惧。

只要早早发现，疾病都能迎刃而解。

头痛和呕吐

头痛是脑瘤最常见的表现，甚至可以说，绝大多数脑瘤患者是因为头痛才到医院就诊。

生活中不少人有过头痛的经历，比如感冒的时候，再比如工作压力大，抑或熬夜过度，都可能感觉到头痛。头痛并不是什么大毛病，有时候喝点热水、睡睡觉就解决了。但头痛也不是小事，它经常是一些重大疾病的早期表现，如果不及时发现，后果不堪设想，比如我们现在提到的脑瘤。

对于头痛我们要慎重，尽管大多数头痛都不是脑瘤。那么，我们应该如何来鉴别哪种头痛是小问题，哪种头痛是大问题呢?

头痛分为以下几种:

(1)偏头痛:偏头痛大多是局限于大脑的某个部位的头痛,有时可以伴随血管搏动而发生。

女性在月经期有时候会感到头痛,这种头痛一般都是偏头痛,它与休息、精神心理因素关系很大,女性可以在月经前几天和经期注意多休息,充足睡眠、合理饮食、放松心态、少吃冷食,这些物理治疗对于偏头痛的缓解非常重要。

(2)颈源性头痛:就是指颈椎病引起的头痛,这种头痛由后脖子向上放射,与颈椎病有关,需要针对颈椎进行治疗。

(3)三叉神经痛:这是一种特殊的头痛,感觉像过电一样,突发突止。这种疼痛有原发的,也有因为长了脑瘤引起的,因此得格外注意。有脑瘤的需要手术治疗,如中颅窝的表皮样囊肿和脑膜瘤等,都可以导致三叉神经痛,也有一种是因为血管压迫了三叉神经导致的痛。卡马西平是治疗三叉神经痛的首选药物,如果药物不耐受或治疗效果下降了,可以选择外科治疗来缓解三叉神经痛。

以上三种痛是头痛中最多发的种类,那么,我们到底应该如何判断是否长了脑瘤呢?

脑瘤的头痛以胀痛为主,晚间或是劳累后格外明显,如果头痛再加重,还会出现恶心和呕吐,这是颅压逐渐升高所引起的症状。颅骨对大脑起到了保护作用,同时限制了大脑的容积，如果有肿瘤出现，脑组织体积就受到挤压限制，这就出现了颅内压力增高的头痛，医学上称为"高颅压"。

"头痛、喷射性呕吐、视乳头水肿"就是高颅压的三联征。

通过分析我们可以看出，高颅压的头痛和常见头痛的感受是明显不一样的。

因此，对于长期头痛，千万不要抱有侥幸心理，如果发现不对劲，一定要到医院问诊，只要做一个头颅 CT 基本上就能判断头痛是不是脑瘤引起的，现在 CT 的放射线辐射很小，一个简单的检查能让疾病早期发现。

癫痫

癫痫就是老百姓常说的"羊角风、抽风"。记得高中时有个女同学，有次跟男生吵架后，她一边转头一边呕吐，之后整个人躺在地上抽动起来，现在回想起来，我知道那就是癫痫发作。

癫痫是大脑异常导致的一种疾病。

是什么导致了癫痫的发生呢？简单讲就是由于脑疾病的存在，脑细胞出现了异常的电活动，脑细胞不正常的放电活动导致了一系列反常的身体表现。

不同的人癫痫发作的状态也不同，有的人症状很轻，仅仅表现为短暂的"发愣"或是闻到了"不正常的气味"。比如小孩子拿着碗，突然愣神发作，把碗摔碎了，这是一种不显眼表现，很容易被忽视。曾有一个嗅沟脑膜瘤的患者累了就能闻见烧糊东西的味道，这种情况持续了 8 年，才在单位体检时发现了脑瘤。这些轻微的癫痫人们往往会不以为意，这也是很可怕的，尤其是在偏远的地区，轻型的癫痫往往被忽视。

严重的癫痫则是表现为双眼向上看、口吐白沫、四肢抽搐、尿裤子等，这种类型的癫痫，病人一般都会到医院就诊。

如果出现了癫痫的症状，而且很频繁，要特别警惕脑瘤的发生。在规律服用抗癫痫药之前，一定要到医院做检查排除脑瘤。癫痫并不可怕，除了脑瘤外，一些特殊的脑皮层发育不良，通过手术可以取得非常好的效果。但癫痫如果不能被及时发现和治疗，后果将会不堪设想。

前段时间我接诊了一个大学生，他就是因为癫痫发作，体检发现了颅内的肿瘤，好在发现及时，经过一番治疗，顺利出院。

因此，大家要正确对待癫痫，警惕脑瘤的发生。

视力下降、听力下降

还有一部分脑瘤患者的首发症状是视力和听力下降。

如果有一天，你发现自己的视力和听力下降得厉害，千万不要简单粗暴地觉得是因为自己最近游戏打太多了，很有可能是因为脑瘤！

在大脑底面，分布有 12 对颅神经，它们有的管眼睛视力，有的管耳朵听力，有的负责面容对称性（面瘫），构成了一个四通八达的网络。这些颅神经就像连接大都市的电缆线一样，尽管很细，但是承担着极其重要的功能，电缆如果出现问题，电压就不稳，屋里的灯泡也就不亮了。

当大脑中长出的肿瘤压迫到了颅神经，就可能会影响到视力和听力。所以有些脑瘤前期的表现之一就是视力和听力的下降，我接诊到的不少患者就是因视力变差来医院做检查，却发现长出了肿瘤。

视力下降包括直接影响和间接影响。在大脑的中心有一个重要的部位叫做鞍区，鞍区有视神经穿过。鞍区肿瘤发生时，视神经、视交叉被肿瘤压迫，视力下降的同时，可以合并视野缺损。有的患者走路看不见两侧的东西，这就是双颞侧偏盲的典型表现。

视力下降经常会被忽视，这是个很可怕的现象，有的患者以为是"老花眼"而没当回事，实际上并不是这样。间接视力下降多是由于梗阻性脑积水造成的，有个小患者总是一吃东西就吐，去看了消化科发现眼睛不好，眼睛不好就去眼科，最后才看到脑外科，而此时已经很严重了，脑瘤虽然切除了，但是双目失明，再也无法恢复。

至于听力下降的问题，最开始表现多是耳鸣。耳鸣简单点说，就是感觉耳朵里有声音，就像蝉鸣一样，接连不止地吵闹，耳鸣一段时间后，往往听力就不好了。除了耳科常见的

"突聋"外，听神经瘤是耳鸣、听力下降的主要原因。

内分泌改变

内分泌改变看似是小事，实际上要注意，这很可能是脑瘤的表现。

如今垂体瘤的检出率越来越高了。我在大学时，就有女同学被检查出了垂体瘤，她一开始只是例假不规律，后来例假没有了，最后还出现了泌乳的情况，她的室友觉得不对劲，建议她去医院看看，结果一检查发现了垂体瘤，好在最后治疗及时。所以在这里，也和大家强调一下垂体瘤的特殊表现。如果你发现你的身体内分泌不对劲，千万要到医院检查。

这种泌乳素腺瘤的发生很常见，不用紧张，正确面对即可，泌乳素腺瘤大多数不需要手术治疗，药物控制即可，规律服用药物，生孩子没有问题，就怕有的女生不敢正视，以为是什么不三不四的疾病，结果贻误病情。

还有生长激素腺瘤，它会影响到人的长相，尤其是青春期青少年的外观，比如，有的小伙子越长越难看了，还有小男孩越长越高了，准备进军篮球界，结果发现颅脑里长了生长激素腺瘤。有一次我出差，遇见一个福建小男孩，个子非常高，但年纪不大，正准备做某运动品牌的代言，结果发现了垂体瘤。

相对以上两种垂体瘤，还有其他类型，但比较少见。

以上就是脑瘤发生的一些征兆。

脑瘤并不是一个只在韩剧中出现的疾病，相反，脑瘤离我们并不太远，它就游走在大家的身边。当我们疏忽身体上的一些小事的时候，可能就会被它阴冷地咬到，后果不堪设想。

脑瘤并不可怕，只要对脑瘤有一些防范，能够早期发现、早期治疗，我们依旧可以恢复健康。

这也是我写下这本书的理由，由衷地希望我的经验能够帮到那些对疾病不够了解的读者朋友们，让更多的人拥有健康的体魄。

2　得了脑瘤怎么办

自从做了神经外科医生之后，经常有患者、朋友向我咨询或求助，比如询问如何预防脑瘤，得了脑瘤后需要做什么。

由于工作繁忙、精力有限，我能够仔细回复的次数不多，有时候看到消息的时候，已经是几天后。对此实在深感抱歉，但也无能为力。

如今得到了写书的机会，十分欣慰，在这里先贴上一封患者的求助信和我的回复，希望能够帮到有需要的朋友们。

在信中，我详细介绍了得了脑瘤之后，面对不同的情况需要采取怎样的措施，以及患者自己可以做些什么。

亲爱的郝大夫：

您好！

我的名字叫小燕，是一个正在读大二的学生。

我有一个关系很好的朋友，已经认识十年了，她是我小学时候的同学，我到现在还记得我们第一次见面时的样子，她温和羞涩地拉着我的手，和我说认识你真的特别幸运。

前段时间，她一直觉得头晕恶心。我们一开始没有当回事，但后来越想越不对劲，所以没过几天，赶忙带着她去医院检查。谁知道去了医院之后，大夫说那是脑瘤。

我对脑瘤不太了解，只知道她很快住进了医院，医生每次查房从她身边路过，都是眉头紧皱，仿佛像面对一场可怕的战役一样。

我一直坚持去医院看她，说实话，看着她绝望的神色和惨白的脸，我总是觉得格外害怕：我很怕失去她，一想到书上面看到的各种各样因为脑瘤而去世的案例，面对脑瘤两个字都好像是在看着魔鬼一样，发自内心的恐慌、厌烦。

　　然而……郝大夫，您别笑话我，有时候在旁边观望着别人生病，作为一个身体还算健康的围观者，比起害怕失去她，我似乎更害怕自己也变成这样。我不想一个人缩在小小的病床上，我还有很多梦想，还有很多的事情去做。

　　曾经我觉得疾病距离我很远，因为我一直有运动的习惯，饮食也非常健康，我不喜欢熬夜，也不喜欢吃生冷辛辣的东西。即使周围人感冒频发，我仍精神抖擞毫无波及。

　　让我感到恐惧的是，在她生病之后，我查看了许多和脑瘤相关的材料，我不知道是不是我看得材料不对，总之感觉脑瘤是毫无征兆，哪怕你健康生活，依旧可能会得。

　　说了这么多，写这封信主要是想慎重地请教您一下，如果有一天，我们真的不幸得了脑瘤，那我们需要做什么？有没有治愈的机会？

小燕

3月15日

亲爱的小燕：

你好！

收到你的来信，看完了你的故事，很抱歉这么晚才回复你，实在是工作繁忙，为你朋友的遭遇深感遗憾。

疾病就是这样，尤其是脑瘤，毫无征兆地出现，一点准备的余地都没有。

作为一个脑瘤医生，我见过了太多类似的事情，有时候也会深感命运的无常和人在疾病面前的无能为力。

但不管怎么说，在困难面前，我们还是要保持积极乐观的心态，尽可能地面对一切波折。所以趁此机会，我很乐意给你做一个简单的科普：当身患脑瘤的时候应该采取哪些方法治疗呢？

不同类型的肿瘤需要侧重的关键点不同，我总结了一些常见的治疗方法，你可以对照参考，并给你的朋友一些建议：

第一种　良性脑瘤：手术最重要

如果患者得的是良性脑瘤，那最重要的就是手术。

良性脑瘤的种类很多，其中最常见的是脑膜瘤，其次是神经鞘瘤。由于当前影像技术的普及，良性脑瘤的检出率越来越高。

良性脑瘤需要解决的第一个问题是脑瘤是否需要治疗，其次是选择什么方法治疗，最关键的问题是，良性脑瘤的治疗方案需要谁来决定。

我给你举一个例子，我曾经接诊了一个70多岁的老太太，她的颅内长了一个1厘米的脑膜瘤，当时的首选治疗毫无疑问是观察，因为年龄摆在那里，如果积极治疗就过度了。这样的肿瘤放在20岁姑娘身上，肯定是要治疗的。

毕竟，治疗方案决定患者的未来。

同时，有一个不可忽略的因素，就是地域资源。

拿美国来讲，他们的住院医师培训体制使美国医院和医生的水平比较均衡，普通疾病的治疗差别不是特别大，但是疑难疾病还是会分流到大的医疗中心。

在中国也一样，少部分疑难疾病会汇集到大型医疗机构，医生对复杂病情有一些处理经验。但是常见病和大部分疑难疾病依然应坚持在地方治疗，方便患者，也减轻病患家庭就医的负担，很多医院有远程会诊，提供了更多诊疗形式。

许许多多的良性肿瘤患者与医生最后成了好朋友。东北的一个脑膜瘤患者，每年都来复查，送些山货给我。老家的表皮样囊肿患者，时不时介绍患者来找我。知网的神经鞘瘤患者……太多太多的患者，在记忆里。

我不知道你的朋友所住的地方医疗水平是不是好，要找当地经验丰富的医生看。

第二种　恶性脑瘤：手术后还需综合治疗

如果得了恶性肿瘤，情况可能会麻烦一些。

其中，胶质瘤是最常见的恶性肿瘤，不管是星形细胞胶质瘤还是胶质母细胞瘤。

胶质瘤是世界性的难题，美国副总统拜登之子前几年就是死于胶质母细胞瘤，尽管花费了巨额治疗费用，还是没有保住这位政坛新星的生命。

麦凯恩，美国鹰派的代表人物，也是同样的疾病。

恶性脑瘤治疗起来让医生很头痛：由于恶性脑肿瘤细胞像树根一样的生长，给全切除带来了非常大的困难，就像一把沙子撒到了面缸里一样，只要捡不干净肿瘤细胞，就会面临复发的问题。

这也是为什么手术做到了最大限度切除，即手术做到了极致后，仍需要放疗和化疗。手术以后的放疗就像大米饭，化疗像配菜，对于恶性肿瘤，大米饭和蔬菜都要吃。

目前，各种临床试验在如火如荼地开展，目的只有一个，那就是延长胶质瘤患者的生命。

一个让人遗憾的现状是：尽管医生在恶性脑瘤的

综合治疗上勇于创新，这些临床试验给患者带来了希望。但是客观地讲，临床试验大多数都失败了，临床试验需要时间去考证。

如果你的朋友得的是恶性脑瘤，我唯一能提供的建议就是千万注意手术后的综合治疗，这个过程可能会有些辛苦，但我相信只要大家陪着她，她一定可以顺利扛过去的。

第三种　中间性质的脑瘤：定期复查最重要

什么是中间性质的脑瘤，是指那些虽然是良性肿瘤，但是无法做到全切除；还有那些不是恶性肿瘤，但是病理提示有恶性变倾向的肿瘤。对于中间性质的脑瘤来说，最重要的方案就是定期复查，一定要定期复查。

举个例子，岩斜区脑膜瘤就是一种中间性质的脑瘤。我们作为医生经常会面临这样的情况：历经大半天艰难手术，肿瘤做到了影像学全切除，但是不可能把受侵及的颅底硬脑膜全部切除，所以有些患者在手术之后，依然存在复发的可能。

还有脊索瘤，虽然我们定义为良性肿瘤，但是浸润颅底骨质，依旧存在着高概率的复发风险。

所以，尽管我们都希望肿瘤不复发，但是万一出现呢？抱着不怕一万就怕万一的心态，一定要定期复查。尽早地发现肿瘤的一些变化，提前干预，对于中间性质的脑瘤是必须也是唯一的解决方案。

以上就是脑肿瘤中最常见的三种情况以及相关注意事项。

但在最后，我还是想和你多说一下我自己的看法：心态，决定整体的结果。

医院是一个见惯生老病死的地方。虽说有些疾病导致身体的病理变化是客观事实，医生有时也无能为力……可是，无法否认的是，心态的改变，对于疾病最终的变化，影响是非常大的。

这个心态不仅仅是患者的心态，还有家属的心态，对于治疗过程或多或少也会有影响。

谁都不愿意看到不好的结果，这是人之常情。但现实是：在疾病面前，医生是渺小的，科学家是渺小的，整个人类都是渺小的。努力确实会给你一些反馈，但这个反馈是否是你想要的，很多时候我们无法决定。所以，我们必须冷静地、客观地来看待生命，人都是世界的匆匆过客，生老病死是自然规律。只有摆正心态，才能从容面对疾病。

给你讲一个我在国外研修的经历：那时候是冬天，遭遇了数十年不遇的大雪。大雪使整个城市基本陷于瘫痪，政府连续关门2天，之后的3个工作日维持弹性工作时间。

铲雪车迅速清理主道上的积雪，白茫茫的大雪堆很是壮观。不过，美丽的表象背后是可怕的现实：这样的大雪天，已报道有20多人死亡，毫无疑问，这算是非常严重的事件了。

身边的朋友听着新闻统计死亡人数的时候和我说，你知道吗？实验室的小妹也联系不上她老公了，她给911打电话求助，911说"你不要着急，你老公可能堵在高速路上了，电话没有信号，今晚我们已经收到很多这样的求助电话了，不要着急。"小妹听完后冷静地挂了电话，照常工作。

我问朋友，难道她都不着急吗？

肯定着急吧，朋友回复，但她可能觉得着急也没用，只能先做好眼前的事情。

我忽然想起我在美国的一个朋友，他的妈妈发现了颅内淋巴瘤，经过治疗后虽然平稳，但是家人不能完成日常护理。

患者住进了护理院，然后是临终关怀机构，她的余生将在那里度过。

可是，老太太非常坦然面对自己的生命，她吃吃喝喝，每天和朋友聊天下棋，乐乐呵呵的，看起来很幸福呢。

雪来源于水滴，她比水要美，她比水要寒冷，她比水更容易让人去凝想。

我没有再说什么，边走边看着雪地，忽然觉得面对人生，不同的态度决定了不同的生活方式，这可能就是生命的哲理吧。

作为一名脑外科医生，我们每天都在面对着脑瘤患者和家属。工作中、邮件里、微信群，脑瘤已经占据了这些医生的大部分生活，我们的使命就是去解决"得了脑瘤怎么办"这一简单而又复杂的问题。

说简单，可能就是门诊上 1~2 分钟的诊断；说复杂，可能会让患者和我们眉头紧锁，终日不得笑颜。

医生面对疾病时，总是希望通过自己的爱，通过自己富有爱的、不断的努力去改善患者生活质量。我费劲心力学习，做实验、研究、思考，为的不就是让更多的人成功治愈吗？虽然失败的案例很多，但在其中，我努力了，也收获了更多的经验和回报。

亲爱的小燕，或许你现在没办法理解我的话。但我还是希望你能够放平心态，不要总是伤心难过，面对命运，我们唯一能做的，只有不断努力，然后坦然接受。

我知道你非常害怕它，我也很害怕。

可除了面对之外，我们别无他法。

你可以把这封信交给你的朋友，让她对照着自己的疾病，谨慎处理。也希望我的一些肺腑之言，能够帮到你，让你更快乐一些。

祝你生活幸福如意，祝你朋友早日康复！

郝淑煜

4 月 20 日

3 揭开抽风（癫痫）的面纱

徐历峰（化名）是给我印象最深的患者，没有之一。

他是个年轻有活力的青年，一米八五的大个子，配上圆圆的脸蛋显得有些喜感。他很喜欢说笑话、逗趣儿，每次路过他的病房总能听到笑声阵阵。他从小在农村长大，小学初中高中都是在人才济济、竞争激烈的山东度过，即使如此，他依旧考上了国内的名牌大学，并在本科阶段顺利拿到了心仪的研究生院的 Offer，一毕业便坐飞机去了美国。按照他的话说，虽然生活处处是地狱模式，可只要相信自己的能力，那么遇到问题就能乐观地去想办法解决。

接诊他的时候正赶上北京的初秋，那天阳光很好，空气也格外清新，徐历峰告诉我，在发病前他很少关注过自己的身体健康，如今感觉体力依然不错。病房的一切虽然冷清，但是足够安静，也有了充足的时间让他去思考许多事：思考人生，思考未来。

最重要的是，思考病情。

徐历峰本人非常平静，很配合地接受了各种检查，并安排好了住院手续。

我以为他是一个性格安静的年轻人，谁知道没过多久，他就和病房的其他人打成了一片。他一边感慨医院的环境，一边和别人聊天，看到我走了进来，二话不说抓住我，添油加醋地描述了他是怎么发现自己生这个病的。

徐历峰哭丧着脸和我们感慨道，他从来都没想过疾病会来得如此之快。

一开始只是发出一声怪叫，大家，包括他自己都以为是开玩笑。

原本他就经常爱和大家搞怪玩乐——校园沉重的课业压力让这些年轻的学生们不得不找一些小爱好、见缝插针地让自己更开心些。

徐历峰的爱好，便是逗趣儿。大学时候的他，在天津同学的影响下，深深爱上了相声，后来到了美国，更是对搞笑节目情有独钟，从此一发不可收拾。在圣诞晚会上，他栩栩如生的模仿 solo 引发了全场的尖叫和掌声。从那天起，哪怕是学院的教授，都知道课堂上那个留着寸头、相貌清秀的亚洲男孩是一个极具搞笑天赋的学生。

写不完的作业，一个又一个的项目，对他来说，只要能哄自己和身边的人一乐，再累都不算什么。"郝大夫，你相信吗，如此阳光帅气健康的我，居然有一天生病了！"

徐历峰一边说，一边拍大腿。

"简直就是人生中最丢脸的时刻了！"

他只记得那是一个格外晴朗的星夜，交完了论文初稿的同学们都格外亢奋，他们拉上徐历峰一起，在餐厅举行了一场小小的派对，酒过三巡，大家激动地讨论着以后的打算。那时他觉得自己可能会留在美国，或许绿卡难求，不过谁知道以后呢。他觉得从事本专业不错，如果找不到工作，就换个专业继续读博，毕业之后进华尔街做个金融民工，年薪百万指日可待也挺好。

大家嘻嘻笑他这是在薅资本主义羊毛，徐历峰耸耸肩、骄傲地说："在这之前，我起码得有几篇重要的文章要写、几个创新课题要做，还至少有五位数的奖学金要拿"。他一句大话让亢奋不已的众人秒怂，都灰溜溜地回宿舍补觉。

那一夜星星很美，月亮格外的圆又亮，闪烁的星星组成了细细的长条，也不知道是不是银河。可那时的他得背着醉倒的室友，没有时间也没心情去欣赏这份美。回到宿舍把烂醉如泥的醉汉扶上床，他自己也草草盖上被子，准备入睡。

"明天还要改论文呢……"他想。

可惜，他的论文，暂时没办法修改了。

此时安静的夜晚忽然传出一声怪叫，舍友们垂死梦中惊坐起，才注意到并不是梦，而是徐历峰切切实实嚎了一嗓。

"老徐你想干啥，酒没喝够嘛！"

"哎，你个扰人清梦的叛徒！"

身下是柔软的床铺，旁边是舍友的调笑，徐历峰醒来完全不知所措——他根本没想叫，可是莫名其妙就叫了出来。他也没有办法控制自己的怪叫，更没有办法说什么。他感觉自己的身体在不断地发抖，胃部翻滚，眼皮越来越沉重，口腔开始变得酸苦，当他反应过来的时候，才意识到那可能是呕吐物。

"快帮我拿个袋子……"

徐历峰忍着恶心说。

"什么？"

"我感觉我要吐……这是哪儿？"正要拿袋子，他惊讶地发现，四周灯光透亮，一片冰冷的白，很显然不在宿舍。

"肯定是医院啊"，舍友拍拍胸口，"老徐你没事儿吧？刚才真是吓死我们了。"

"什么吓死你们？"徐历峰皱着眉头环顾四周，消毒水的味道让人一点也开心不起来，"我不就吼了一嗓子，怎么会忽然跑到医院。"

"你没印象？"

"没啊。"

"刚刚你忽然怪叫，我们本来以为你开玩笑呢，结果看到你浑身抽搐还口吐白沫，给你做了简单的急救措施一点用也没有，吓得我们赶紧叫了救护车，你最后就到这儿了。"舍友边说边歪眼睛吐舌头，"你看你看，就像这样。"

"我也不知道怎么回事，"徐历峰拍开舍友的手，"我只记得我不知道为什么叫了，然后很想吐，问你要袋子的时候发现已经来了医院。现在，医生是怎么说的？"

"你到了医院之后就没事了，医生说暂时没发现什么很严重的……你不会是真的又在开玩笑吧？救护车的费用可不便宜……"

被接连问了数次，徐历峰此时格外烦躁："你说呢？"

"好吧……"舍友挠挠头，"医生建议你预约一下，做一个详细的检查，具体的你和医生说吧，不过按照这儿医院的规定，估计得等数月半载的。"

"如果这样的话就算了吧，"徐历峰挠挠头发，"估计是我前段时间睡眠太差身体报了个警铃，应该没什么事，有那个时间等半年不如赶紧把论文改好。"

"也是……"

为徐历峰接诊的医生是一位姓罗的华裔，叫罗琼，经过一番检查，罗琼皱起眉头："应该是癫痫，建议你及时开始治疗。"

"癫痫……？"徐历峰愣住，"我才 24 岁，怎么会有这样的病？这不是老年人才有的吗？"

"并不是啊，不同的年龄段都会有，状况也不同。"罗琼盯着他，问道："你最近生活状态怎么样？怎么现在才想到来医院，你平时都没注意到不对劲吗？"

"前段时间在忙期末考试，别的还好，偶尔会喝点酒。之前晕倒住院一次，当时忽然怪叫了一声，然后呕吐白沫，可是到了医院之后就好了，我感觉没什么事情，睡了一晚上就先回学校忙了。"

"你这段时间心情怎么样？压力大吗？睡眠怎么样？"

"因为要交论文了，压力是挺大的，心情一般，睡眠也非常不好，前段时间一直睡不着，褪黑素一直在吃，不过感觉也没什么用了。"

"距离上次晕倒之后多久了，之后还有发生么，每次发生持续多久？"

"距离上次一周吧，从那以后每天都会有抽搐呕吐等反应，大概持续十几秒。"

罗琼摇头，"难怪了，学业压力大，精神高度紧张，也确实容易刺激癫痫发作，如果这时候心情忧郁焦虑，那更是会增加发病的概率。就好像你身体内部出了问题会表现在脸上长痘一样，癫痫也是类似的原理，本来大脑运作和谐，可如果某些时候大脑出现了问题，神经元异常放电，那么就会表现在肢体上，出现一些非常不和谐的举动。比如忽然口吐白沫，再比如忽然走不动路，拿不动盘子……"

"罗医生，"徐历峰犹豫地开口，"我这病到底什么时候才会好啊，严重吗？"

"一般接受治疗，几年内都会有效控制的，不用担心。"罗琼边写边说，"癫痫这病挺多人会得，你别紧张。"

"那我能不能等到毕业再处理？马上学业就结束了，我这段时间也挺忙的。"

"怎么可能？"罗琼看了他一眼，"这样的影响很大的，虽然短期内不会对生命有什么影响，可是这种病最麻烦的地方就是会经常发作。"

"什么意思？"

"像你这样忽然晕倒、抽搐、呕吐，会在任何时间地点随时发生。你想想，如果你开车的时候忽然发作，会发生什么？与此同时，你的记忆力、智力也极有可能受到影响，有情况严重的患者因此逐渐丧失了工作的能力。"

"那我的学业怎么办？"

"学业？"罗琼看了他一眼，"我非常理解你，年轻人，但是很抱歉，你现在的情况根本没法完成你的学业，身体上的劳累是一方面，另一方面也是心理上的压力。我建议你立刻着手解决，不然你无法安心做事，这对于你的未来非常不利。"

就这样，徐历峰不得不申请休学，离开了学校，黯然神伤。

他网上搜索——北京天坛医院。

"我要回去治疗"这样的想法让徐历峰踏上了返乡之路。

就这样他来到了北京的医院，来到了我的面前。

"检查是肯定要检查的，假如确诊，那么必须入院治疗，学校那儿休学能不能申请成功根本无法保证，签证的问题也需要解决。时间要是拖得太长会不会吊销学位谁也没办法保证，这也就意味着自己多年的努力和付出彻底打了水漂。可如果不治，万一病情越来越严重怎么办？万一工作学习受到影响怎么办？"

徐历峰的姐姐躲在门外小声和我们说，她越想越担心，确实不知道能够帮到弟弟什么。

我不知道怎么回复，只能安抚性质地拍拍她的肩膀。透过窗口看到，那个前脚还在笑嘻嘻和我们打哈哈的小伙子，正在偷偷哭泣。

唉。

这样的情况实在是看得太多了。

简单点说，徐历峰的情况，就是癫痫，也叫抽风。

抽风是由于神经元（俗称脑细胞）异常放电形成的，也就是原来和谐的大脑出现了一点不和谐，在肢体上表现出来了异常。有的会口吐白沫、四肢强直收缩抽搐，也有的表现在吃饭时突然意识短路，打碎身边的东西。

癫痫的表现是多种多样的。我们很多时候以为的"发疯""鬼上身"，其实很可能是癫痫发作，应该做个头颅的检查看看。还有一种特殊的癫痫，叫作"痴笑癫痫"，是下丘脑错构瘤特有的癫痫类型。

我在陕西义诊时，发现在农村癫痫的发病率非常高。癫痫带来的痛苦是极大的，许多家庭因为癫痫而失去了劳动力，且患者本人也会受到一些歧视和误解，其受到的伤害，恐怕也只有患者自己知道。因此，如何正确面对癫痫，给癫痫患者一个合理的诊断和治疗是需要神经科医生研究的社会课题。

后来徐历峰的姐姐和我聊了很多关于她弟弟的事情，看着哭泣的患者和家属，虽然我知道我能提供的帮助非常有限，但我还是没有办法拒绝他们。我这才知道了这个男孩其他的事情，比如他从小吃苦，比如他是个很孝顺的孩子……

我希望能够尽我所能治好他的病。

那么，治疗癫痫具体是如何操作的呢？分为以下步骤。

首先，脑电图和核磁共振对于癫痫的诊断和治疗是必不可少的，癫痫发作时，及时做脑电图就可以捕捉到异常脑电，这对于定性定位帮助很大。为了更好地动态监测脑电图，现在技术不断革新，有了 24 小时的视频脑电图。

另外，为了排除一下器质性病变，应该再做一个头部的核磁共振。脑瘤特别是胶质瘤患者有近一半是由于癫痫发作而发现的，这种癫痫被称为继发性癫痫，但是还有一大部分癫痫患者并未有可见的影像学异常，这称为原发性癫痫。要知道，其实癫痫患者中仅有一小部分是因为长了脑瘤发生的。

最后，抽风怎么治疗呢？大多数患者脑子里没有异常病灶，这种患者都是药物治疗，一种不行就要两种药物联合，目的在于控制和减少抽风的发生。

如果真的因为脑瘤导致抽风，这类患者切除肿瘤后，抽风绝大多数会得到很好的控制。

徐历峰的癫痫就是由脑瘤引起的，他得的是岛叶胶质瘤，长在深处脑组织。岛，被海所环绕，岛叶也是被额叶、颞叶和顶叶环绕，岛上的异常会波及相邻的脑叶，这就是抽风发生的原因，就像亚马逊雨林一只蝴蝶翅膀偶尔振动，会引起美国得克萨斯州的一场龙卷风一样，大发作的抽风难道不就是人生的龙卷风吗？

徐历峰的手术在几天后开始进行，医生需要面对一大丛血管，就像穿越亚马逊丛林一样，小心翼翼将"病根"去除。

这实在是一个够头疼的活儿，因为需要你在割掉肿瘤的同时，不伤害其他的神经和血管。脑，是一个精确的奇迹，小小的一点，就能够控制人的各种情感、思想和行为。然而，这也意味着我们在做手术的时候需要小心小心再小心，否则就会影响到其他的功能。其中，有非常重要的血管需要保护，这就是豆纹动脉，高血压脑出血的责任血管，90% 的高血压脑出血的病因所在。在手术中千万不能伤害到无辜的它，因为它决定患者是否瘫痪。豆纹动脉是运动的基石，是感觉的源泉，是生活质量的保证。

同时指出的是，神经外科的开颅手术也可导致癫痫，手术对脑皮层的伤害，如脑水肿、蛛网膜下腔出血等都会导致术后癫痫的出现。

手术在一分一秒地过去，我们都格外紧张，然而，面对这样的手术，唯有心无旁骛才能顺利完成。不过在完成这个过程后，有时候也会想到一些别的东西，比如在大脑中动脉的分支间切除肿瘤让我想起了镂刻技术，想起了瑞士山下的精工表匠。这些细碎的想象能够帮助我维持心态的平和，如今有一个热门词汇叫作"佛系"，当医生也是一样，只有你时刻保持"佛系"，你才能淡定处之。试想如果医生也着急，门外等待的患者家属只会更加着急，那么还有谁能帮助患者治病呢？

硬膜终于缝合完了，然后是颅骨固定和肌肉缝合，手术结束时已经是午夜。等看到他从麻醉中逐渐苏醒过来，我们悬着的心终于落地了，艰苦地跋涉终于见到了晨光，晨光是患者的希望，而希望的缔造者是外科医生，他们几个甚至十几个小时的跋涉，不吃不喝不小便，这种非人类的生活只为患者的健康，手术后唯有一杯冰镇可乐可以慰藉外科医生的辛苦，一大口凉凉的冒着泡的可乐冲击在冒着烟的嗓子眼，一个字"爽"。

手术的结束并不是最终的结束，导致癫痫的病灶切除后，癫痫虽然可以得到有效的控制，我们还要再观察一段时间，看看会不会复发。

因此脑瘤术后会有癫痫的预防性治疗，以防癫痫发作。

徐历峰的手术完成得格外顺利，术后也没有什么并发症，他的姐姐每天都来看他，像鼓励小孩子一样每天鼓励他。徐历峰本人也很坚强，很阳光地面对着发生在他身上的一切。

庆幸的是手术后，他的癫痫再也没有发生过。经过了一段时间，我们基本可以确定他康复了。

出院的那一天，他非常开心，他说这给他的生活带来了希望，可以去球场上奔跑，可以去讲台上演讲，可以做正常人的一切，也可以顺利毕业，好好工作，没有耽误一切。

我很开心能够帮到他，这个热情开朗的青年，他值得拥有更好更美的人生，而不是困在疾病那里，泪流满面。

再收到他的消息是一年后，此时的他学业已经顺利完成，在四处找实习，忙得焦头烂额。看照片似乎又长高了些，眼睛里绽放着神采，可怜兮兮地跟我说知识让人头秃，是不是看起来比以前更聪明"绝顶"了。

那需不需要来植个发？我忍不住调侃着和他开玩笑。

不用不用，他回复：头发少了，但是我强了！

看到这我情不自禁喷笑出来：祝你越来越强！

年轻可爱的孩子，祝你拥有更加美好的人生。

4 脑积水，梗阻性的要早治

身为医生，我们会接触各种各样的病患，有刚出生没多久的婴儿，也有行将就木的老人，有从头到尾淡定礼貌的病患，也见过被疾病吓得脾气暴躁的患者。

我不愿意给他们分三六九等，都是患者，都需要我认真治疗。

在我们医生眼里，他们确实没有区别。

不过，从情感的角度来说，医生有没有很喜欢或者很讨厌的患者呢？

实话实说，有的。

有一些患者我们虽然也愿意细心治疗，竭尽全力，用尽我们所有的努力去让他们渡过难关。可实话实说，他们真的不能让医生喜欢。

这类人，就是自认为理智，总是喜欢按照自己的意愿判断的人。更有些家属自以为是、私心太重，漠视亲情甚至生命，根本不尽力配合治疗。

这些人往往是患者家属居多，明明对疾病毫无概念，却觉得自己比医生懂得更多，总是喜欢指点江山，左右治疗。

如果只是打打嘴炮，其实我们也不愿意争吵，可是令人痛心的是，这类人往往会伤及人命。

就在前天，我接诊了一个 19 岁的小脑巨大占位女患者，她的家属，就是这样典型的"理智"人。

来诊时患者已经出现了极其严重的梗阻性脑积水，双眼只能看见我手在眼前晃动，我立即为患者安排了会诊，经急诊处理尚算顺利，患者的情况得到缓解。

在反复确认她的安全后，她住进了我们病区，进行下一步治疗观察。

这个 19 岁的女孩，是一个小提琴手。

她的手指纤长，有一头漂亮的长发。

她磕磕巴巴地告诉我，她今年大二，在某知名综合类大学学金融，小提琴是她的爱好，她当初也是靠艺术特长生考进大学的。

她的父母一个是音乐老师，一个是公务员，均在小城市里，家里也算小康，不穷不富，还有一个正在上初二的弟弟。

女孩的情况不容乐观，脑积水，非常严重。

什么是脑积水？

大脑里的水是指脑脊液，即脑子一直浸润在脑脊液里。脑脊液对大脑有缓冲的保护作用，现在研究发现脑脊液也存在免疫功能。总之，大脑离不开脑脊液，就像鱼儿离不开水，鱼水情深。脑脊液从脑室的脉络丛产生，经过脑室系统的循环，通过蛛网膜颗粒吸收后进入静脉系统，完成了脑脊液的循环。脑脊液就像我们的自来水一样，从水厂出来，经过千家万户的利用，变成了废水，又回到废水处理厂，再变成可用的水。

脑脊液的循环也像川流不息的车辆，也会拥堵，然后，脑积水就产生了。

如果你还是听不懂，给大家举个例子吧。

如果说大脑里有线路，脑脊液是车流，那么脑积水就是北京早晨八点的西二旗，不通畅了，几十万人挤一辆小小的地铁。大都市的交通拥堵是家常便饭，车辆多，道路狭窄，再加上不遵守交规的驾驶员，只要出现一点事故就会拥堵起来。

而如何改善交通，是所有国际都市的共同话题。交通不畅会出现车辆堵塞。类比河道，也是如此，河道的不畅就会出现洪水。大禹面对滔滔洪水，他从鲧治水的失败中汲取教训，改变了"堵"的办法，对洪水进行疏导，治水 13 年，耗尽心血与体力，终于完成了治水的大业，也留下了"三过家门而不入"的佳话。

对我们医生来说，如何治疗大脑这条线路的"堵车"，始终是一个非常严肃、非常重要的问题。

根据脑积水发生的部位不同分为梗阻性脑积水（非交通性脑积水）和交通性脑积水。

交通性脑积水多出现在外伤和脑出血恢复期或大型脑肿瘤术后，也有无明显诱因出现的。这样的情况下，患者多是慢慢不好，出现记忆力减退、小便失禁（尿床）、走路不稳等情况，也有患者是在脑外伤、脑出血的好转过程中又出现了病情恶化，这时就需做头颅 CT，然后选择分流手术，就像大禹治水的疏导一样。交通性脑积水，只要及时发现，及时处理即可，大多不会要命。近来就有一位山东的年轻患者，中枢神经细胞瘤术后 3 个月出现了交通性脑积水，买了商务座的高铁票在国庆节来到我们医院顺利疏通，在假期完成了特殊的北京之旅。

梗阻性脑积水相对危险许多，如果不及时处理，患者可能突发脑疝、死亡。梗阻最常见的发生部位是四脑室、其次是三脑室和室间孔等。

这个年轻的女孩子得的就是梗阻性脑积水，随时都有可能出现生命危险。

"大夫，我会死吗？"

每次检查的时候，女孩都会抓住我，怯怯地问。

"不会的，"我安慰她说："你的病确实有点危险，不过能治好的"。去年就有一例三脑室后的脑肿瘤患者，术后出现了脑积水，当时他的症状不明显，家属一直犹豫不愿再做手术，出院后第五天突发昏迷。急诊打来了电话，我拨开楼道里的人群，飞奔到急诊室，为患者进行了脑室穿刺，患者很快恢复了意识，最终得救了。

前天又有一个 8 岁小男孩，四脑室恶性肿瘤，幕上脑积水，中午突发抽搐一次，下午来到我的诊室，一看孩子精神很弱，我马上把孩子送入抢救室治疗，把头发剃掉，家属还没有缓过神来，说孩子不是还行吗，为啥要抢救呢，其实他们不知道，这种情况下生与死就在一个咳嗽或一扭头之间发生。我们马上对孩子进行了脑室腹腔分流术，危险解除了。

女孩继续问我几个问题。

"脑积水需要做手术的吗？越早做越好的吗？手术费是不是挺贵的？""是啊，需要手术，怎么了？"

"没事……大夫，没事……"

女孩安静了下来，不知道为什么，她的脸上失去了光彩，我没有看错，她原本满满求生欲望的眼睛，一下子变得灰暗。

"你别紧张啊，你有医保，而且你的父母一定会竭尽所能治好你的！"我尝试去安慰她。

可她只是勉强地笑着点了点头，然后就躺回了床上，再也没有回复我的其他疑问。

我总觉得女孩子的反应怪怪的，可是工作繁忙，便没有多问，继续去看其他患者了。

有一天，我正在翻阅病历，思考患者的治疗方案。

忽然护士冲了进来，跟我说："郝大夫你快去看看吧，三床的家属吵起来了。"

闻言我赶忙放下手里的工作，陪着护士去看，结果看到了让我震惊的一幕：

女孩的妈妈恶狠狠地捏着女孩的手背，"你是不是不打算管我们了？"

"妈妈，我肯定会管的，可是我现在身体不好啊。"

"不是还能看吗？怎么不做直播了？"她的妈妈问道。

女孩强忍着眼泪，回复说："妈妈，我现在的情况你也不是不知道，我看不清楚啊。我该怎么回复粉丝？用我这张丑脸？告诉他们我快瞎眼了吗？"

"那钱还有多少？"

"什么？"女孩抬起了头。

"钱还有多少，你弟弟的学费还没着落呢，房子才盖了一半！"

女孩愣在那，她沉默了几秒钟，忽然爆发式地坐了起来，"钱钱钱！在你们眼里我除了钱没有任何价值了吗？我还病着，为什么不问问我的情况怎么样？"

"你现在有医生管着，又不会出问题，我们又不是大夫，能帮什么啊。"她妈妈没有正面回应她的控诉，反而指着她一脸痛心疾首，"你弟弟现在正是准备考高中的关键时候，他能不能进省重点就看明年了。"

女孩瞬间愣在那里，一下子，仿佛连一开始的反抗和拒绝都消失了。

听到这，我们大概知道所以然了，赶忙冲过去拉住了还想继续对女孩指指点点的妈妈。

她妈妈看到我们，立刻坐在了地上："大夫啊，你们快看看我这个不争气的女儿！她弟弟想上学没钱，她却一分钱都不给，还是不是亲姐姐啊。"

"这里是医院不是菜市场，"我强忍着怒火，"你们的事情麻烦你们自己解决，不要在医院撒泼。"

"大夫你这么说就不对了，她做姐姐的不考虑弟弟的前途，我看她就是对家庭没有责任感。"

"你们就没考虑过你女儿的病吗？"

我搞不懂这个人的脑回路。

"你的女儿，现在得了重病，她需要休息，也需要钱治病！"

"你这人怎么说话……"

"够了够了！"女孩不知道受了什么刺激，忽然从病床上站了起来，强行打断了我们的对话，她咬着牙，拿出抽屉里的钱包，拿出里面的几张银行卡，全部恶狠狠地丢到她妈妈的身上："行了吧，钱都给你！"

待一切恢复平静的时候，我这才去看了看那个女孩。

"大夫，"她眼圈红红的，看到我只是冷淡地笑了笑，"让您看笑话了。"

然后什么也没有再说，只是冷冷地看着窗外。

病房里的另一个女孩在检查的时候偷偷告诉我了那个女孩的情况。

她家家境一般，父母在发现她有点音乐天赋后，砸了重金，每月去省城一次，聘请私人老师教她学琴，不为别的，就希望她能赚大钱。

她也算争气，考上了某名牌大学。

可是上大学后父母以弟弟需要学费为名义，开始不断问她要钱。

打一份工的收入根本不够，小女孩周末跑三个酒吧驻唱，常常为了节约时间，路上吃个汉堡充饥，就这样她的母亲还经常在电话里嫌她赚钱少。

面对父母的逼迫她无可奈何，只能自己想办法，拼命工作。

就在这时，她一个做直播的同学把她推荐给了经纪公司的老板，老板觉得她很有潜质，便邀请她去当美妆博主。

果然一炮而红，虽然不能和那些超级网红一样厉害，但也赚了不少，收入颇高。

这时候她的父母打起算盘，开始不断问她要钱，让她把弟弟送进最好的私立学校。

听完女孩的经历，我们哑口无言。

看到争吵的时候就意识到她家不简单，没想到背后是如此的复杂。

我还是照旧在查房的时候和她说说话。

不过从那以后，我忍不住观察她，试图打开她的话匣子，她一开始不愿意多说，后来在父母不在的时候会卸下心防，和我们说说自己的心事。

她告诉我们，她其实有一个两情相悦的男朋友，是一个家境普通但是工作认真的男孩子，也是北漂一族，没有固定工作。

"他总是想来看我，可是如果我爸妈看到了，一定会把他打跑的。"

所以，女孩晒了晒她偷偷藏起来的手机，那是他们唯一的聊天渠道。

那个男孩子现在正在努力赚钱，那张没有给她母亲的银行卡里，数字每天都在增加。女孩拿着卡的时候脸色非常温柔，那是男孩为她准备的救命钱，虽然不多但那是真诚的心意。

女孩告诉我们她其实真的很喜欢小提琴，也非常喜欢做直播，她并不觉得网络工作不好，相反她很认真地在从事这门事业。

她说，其实护肤品的门道有很多，不要只看贵的，有一些品牌比大牌好用多了，缺的只是个营销渠道。她每次做直播之前都会把功课做好，尽可能给读者最中肯的评价，所以她受欢迎并不仅仅是颜值问题。

她也会一脸开心地给我们看她的奖学金，晒自己拿到的一打奖状，她其实在学校品学兼优，老师们非常喜欢她。

她说自己以后想去德国留学，德国的音乐很好，她非常喜欢汉诺威音乐学院，就是不知道自己的成绩能不能考上。

"肯定能啊，"我鼓励她说，"你学习那么好，我都很羡慕你了。"

"我能活到那时候再说吧。"

看她一下子冷淡了下来，再也没接任何话题了。

有时候我觉得她对生命过于悲观。

不过，最终我还是被她父母的决定震撼了。

我从没想到，现实中的人性如此残酷、甚至残忍。

有一天我发现，她的情况很不对劲，整个人昏睡了过去，生命指标也十分异常，我意识到手术迫在眉睫，想让她马上接受急诊分流手术，缓解颅压。

我果断联系了她的亲属，可他们的反应让我震惊：

"大夫，这做手术很贵吧？我打听过了。"

母亲抚摸着手里的包，皱着眉头说。

"是不便宜，不过你女儿不是有不少积蓄吗，而且医院也会想办法帮你们解决一些。"

"那可不行，她弟弟的学费还没着落呢。"父亲在一旁插嘴道，"这手术成功率怎么样？"

"脑积水分流手术仅仅是治疗的开始，后面还有开颅手术，风险确实很高，还得需要大量的时间、精力治疗。"

女孩的父母犹豫了一段时间。

那时候的我，心急如焚，不断劝他们赶紧进行手术，晚一分钟对女孩的身体都是伤害。我不明白他们在犹豫什么。

就在我着急地想骂人的时候，他们忽然抬起了头，和我说：

"算了，大夫，我们不做了。"

"什么？"

"我们不做了，"她妈妈摇头，"做了怕成功不了，白受罪，我们带她去别的医院看看吧，北京这么大，总有能治好的。"

"你确定，能很快找到比我们更好的、更有经验的医院？"这时候的我真的是急得无可奈何。

"算了，不做了。"父亲摇摇头，严肃地和我说。

那一瞬我绝望了，我忽然意识到这女孩为什么从一开始就一直保持着冷眼旁观的态度，为什么她从头到尾都不相信父母愿意尽心尽力救助自己。

原来不是她想多了，是真的就是这样！

我不想揣测她父母的想法，也许她父母想着手术了，她弟弟的学费就没了；也许他们不想让姑娘受罪，也许……

接下来的事情我想不起来细节了，我只记得我依旧在急切地劝阻、给他们做工作，让他们接受手术，但是他们还是选择了回家。我大声地对他们说，孩子这样会死的，家属依然麻木，依然坚持他们的选择。

面对家属这"理智"的选择，我们又能做什么呢。

我想到那个女孩，她心仪的男孩还在等她，可他不知道，他很有可能再也等不到她了。

我的内心一片悲凉，或许就是对没有帮到那个女孩的发泄吧。

真的很难受。

医生对于疾病就像水与火，就像冰与碳，但是放在复杂社会背景下，有时医生只能一声叹息。我走在逃离无奈的途中，却与炎凉不期而遇。医者，在诊疗疾病的同时，洞察了世间百态。

5 命悬一线之抢救脑疝
——记录 2015 母亲节

经常会有人问我："郝大夫，听说你们医生在做手术的时候喜欢聊天、听音乐？"

听到这儿我实在忍不住想笑。

"确实，医生因为工作实在是太紧张了，会听一些音乐解解闷、舒缓一下紧张的神经，可能外科医生更喜欢交响乐吧。"

有个朋友在得到我这样的回复后，一脸好奇地继续问我："你们会在手术台上听音乐，那岂不是可能会影响到手术的进度？"

其实并不会影响到进度的。

医生确实会在音乐中进行手术，但是，那只是在病患没什么特殊问题的时候，由于手术漫长，容易疲劳，所以听听音乐提提精神。

可如果病患的情况很严重，手术室会变得非常严肃且安静，很静谧，只有监护仪的声音。假设这时候，仍有音乐或者不符合节奏的声响时，主刀教授会不允许的。

我这种经常和肿瘤，尤其是肿瘤中最严重的脑瘤接触的人，说真的，接触到严肃手术的概率，要比其他科室的医生多得多。生命，往往就在瞬息间变化。

或许这也是我性格比较安静内敛的原因吧。

说到这里估计会有人问："那对你来说，最为惊险刺激的手术有哪些呢？"

给我印象最深的，大概是 2015 年的那场"脑疝大抢救"。

这几年不知道为什么，兴起了对西方节日的膜拜，从圣诞节、情人节，到现在的母亲节、父亲节。

各种节日也催生出了各种的活动，无论是大大小小的游戏还是商家的优惠，都让节日变得热闹且多彩。我还记得前段时间儿童节，同科室的一个同事的女朋友打电话和他娇滴滴地说，今天是儿童节，要他请她吃饭，因为这一天大家都是个宝宝。

"你不理宝宝，本宝宝就不开心了，一顿好吃的大餐和Dior最新的口红才能安慰好。"

忙着加班没空赴美人约的同事哭笑不得，只得对方说什么就是什么，我们在一旁听着也忍不住笑喷，过节真好。

不过显然热闹是他们的，不管是什么节日，毕竟总有医生在值班，那是为了生命的坚守，也是我们的职责所在。

每每遇到这样的节日，我们一方面要保证每一位病患的安全，但另一方面又在心里期待这时候不要有什么紧急事故。除了对患者的祝福之外，也希望自己能够早早下班。

但有些时候，不是你想下班，就能下班的。

2015年的母亲节仍像往常一样，朋友圈一波又一波的感恩母爱的微信段子，我在值班间隙，编写了祝福短信发给母亲，祝福节日开心，事事顺利！

母亲高兴地回了我一个笑脸，顺便打电话问我：

"儿子，你还在值班吗？"

"是呀。"

"什么时候下班呀？"

"还有8个小时吧。"

"哎呀，希望你们这次能早点下班，不要有紧急情况哟。"

闻言我赶忙制止，因为怕"说什么不好，什么就来"。

母亲嬉笑着匆匆挂了电话。

我看看时间，这时候已经晚上九点了。

希望一切安稳太平。

——可惜，我开心得太早了。

"郝大夫，不好了！7床患者叫不醒了！"

就在母亲节的最后一个小时，我正要离开医院回家的时候，当班护士忽然跑了过来，急匆匆地对我说。

呼唤无反应，深大呼吸，去了后才发现，女性患者的情况实在是不容乐观。当班护士一开始发现无论如何叫不醒她，隐约觉得不对劲，赶忙继续检查，同时注意到她的右侧眼睛瞳孔变大。眼睛，心灵的窗户，瞳孔——脑外科医生的警报，瞳孔变化警报响起，马上行动。

——脑疝，可怕的脑疝发生了。

此时的我，早已收起了刚才调侃的情绪，只留下严肃和紧张。

值班医生必须马上到位，不能有丝毫拖延，必须尽快抢救，进入急诊程序。

"联系剃头师傅！联系手术室！联系血库！"我迅速发出指令，抢救行动开始了，一场与生命相关的赛跑开始了。

何谓"疝"？

就是某一脏器通过周围组织较薄弱的地方而隆起。

其实，我们的身体许多部位都会发生疝，最常见的是"疝气"，腹股沟斜疝、腹股沟直疝，根据腹股沟三角的解剖结构来区别，疝气在普外科常见，每个医学生都会接触到疝，外科疝气一般不是什么大毛病。

可是对于脑科来说，一旦和疝沾惹上，就不是什么好事了。神经外科工作肯定会经常与脑疝战斗，但这可不是闹着玩的，在脑疝面前，医生的血压是会飙升的！

你能想得到吗？事实确实如此。

什么是"脑疝"，顾名思义就是大脑的某一部分通过较薄弱的组织向附近区域移位。由于脑组织外面有颅骨形成坚硬的壁垒，因此任何脑组织的移位都很要命的。

所以，在神经外科，脑疝出现就是吹响了急诊的号角，一旦发现，必须立刻医治甚至手术，否则后果不堪设想。

脑疝分为大脑镰下疝、小脑幕切记疝、枕骨大孔疝，其中最危险的是枕骨大孔疝，由小脑扁桃体对延髓的压迫形成，很快会危及生命，因此非常严重。

脑疝在临床上也可分为慢性脑疝和急性脑疝，由于脑肿瘤逐渐长大，脑组织移位逐渐发生的脑疝多为慢性，这就是为什么影像学上肿瘤长得很大了，影像学报告脑疝，而患者还跟正常人一样。

而脑外伤、脑出血、脑卒中、肿瘤卒中出血多会形成急性脑疝。

眼下这位女患者的脑疝，经过检查发现就是肿瘤逐渐生长、但突发出血形成的急性脑疝。

急性脑疝相比较于普通的脑疝，更加凶险严肃，需要争分夺秒去抢救。

患者在很短时间内进入手术室开始手术。

"一切就位了吗？"

"就位了。"

"核对患者，开始给药，深静脉置管，无影灯……"

"好，再次核对患者，大家注意了，手术可以开始了。"

镇定的声音在手术室中想起，我与麻醉医生、器械护士会意地交汇了一下眼神，急诊手术开始了。

头皮上的第一刀，打开帽状腱膜，颅骨钻孔，取下颅骨，打开硬脑膜，显微镜下操作，双极电凝和显微剪刀交错传递，按照流程有条不紊地进行着。

此时的手术室格外安静。

谁也不敢发出声音，大家的精神都高度紧张，除了患者也顾不上其他。

忽然，肿瘤的供血动脉破了，鲜红的血液喷了出来。

"小棉片，快点，快点"。

这时，我发现台上配合我的是一个新来的护士，手术的经验比较少，看到汹涌的出血，握着显微剪刀的手忍不住发抖。

我看她一眼，示意她不要害怕，可惜眼下的情况实在是太紧张了，没有时间安慰这个新来的小姑娘。

她看到了我的眼神，平静了下来，深吸了一口气，按照其他大夫的指示完成了一项又一项的任务。

动脉的出血被迅速控制，肿瘤也像蔫了的茄子一样，向我们低下了头。

想想我们以前当医学生的时候，第一次看到解剖标本（俗称大体老师）时的瑟瑟发抖，到第一次做手术的紧张害怕，好在身边有各种各样或者温和或者严厉的老师悉心指导，我们才能走到今天的这一步。

长江后浪推前浪，身为医生，我们能做的还有很多。

患者的情况逐渐变好，眼看着指标开始趋于正常，我们悬着的心也逐渐落了回来。

大家放松了精神，皱着的眉头舒缓了下来。

"老刘，你以后还会让孩子学医吗？"

一个人开了头，大家也终于开始叽叽喳喳聊天了。

"学医太辛苦了，而且还漫长，我退休了，孩子还毕业不了。"老刘说到。她是今天的当班麻醉主任，孩子马上要参加高考了。

"我觉得还是别学医了，万一跟我一样遇上急诊，没有人给你过母亲节了。"我边缝合边说。

"就怕老刘每次母亲节都遇上急诊，孩子想给她过，她却值班，哈哈！"巡回护士姐姐说到。

……

我静静听着大家你一言我一语，虽然在一起嘻嘻哈哈，但是手上的活儿没有一个人落下。

当医生当久了，也练就了"一心二用"的本事。

经过了一夜的抢救，很幸运，患者得救了，手术结束时，东方已露鱼肚白。

回到值班室稍稍躺了一会儿，又要开始周一的工作。

"郝，来一杯。"同事走到我面前，递给我一杯冰镇可乐，笑着说，"节日快乐！"

"节日快乐！"

我们愉快地碰了个"杯"。

不分过节不过节，这样的以饮料代酒，在医院是经常会有的。毕竟病情不分时候，急症容不得半点迟疑，患者的生命危急信号就是医生出征的号角。

母亲节的脑疝大拯救就这么暂时告了一段落，女病患在两个月后，经过细心治疗，最终病情得到控制顺利出院。

出院的时候她开心地送了我们一人一盒当地的特产，我们本想推辞但架不住患者的坚持。

每个人拿到的都是个精致的小盒子，里面放着四个平放整齐的糕点。

大家笑着吃了，味道非常好吃。

又一个值班日凌晨，护士把我从梦中叫醒，"快来看一下，10 床好像病情有变化了"，我从睡梦中醒来，走到患者床前，确实发现他的精神状态出现了异常。上午的时候还和好人一样，现在患者躁动，似乎明白又似乎不明白，我拿手电筒看一下患者的瞳孔，左侧瞳孔稍大。

"马上静脉推注甘露醇，急诊头颅 CT，患者脑疝了！"

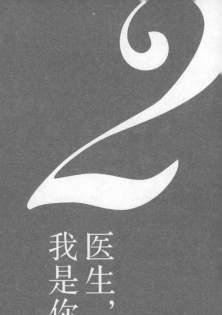

2

医生，我是你的病人

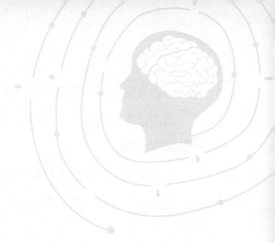

1　术后会变哑吗

经常有人会问我：郝大夫，脑瘤手术后会不会有什么可怕的并发症呢？

手术后确实会有一定的风险出现，毕竟谁也无法保证做完手术就能恢复到健全。

从医这么多年，我已经看惯了各种术后并发症，亦或者手术后期出现各种问题，对于医生来说手术就是一场必须经历的战役，而创伤只能慢慢愈合。

我一开始不太明白为什么有些人那么在乎这个，反正都是可能发生的，有什么好怕的呢？

直到发生了许多事，看到了各种各样的生生死死，我才意识到当初年轻的自己在这方面的想法是多么的幼稚。承担手术本身就意味着承担高风险，这时候的患者已经有很大的心理压力了。假如经历了手术这一番折腾之后，依旧不能恢复健康，对患者来说，毫无疑问是身体上和精神上的双重打击。

或许医生早就看淡了类似的场景，但对患者来说，确实是一场无妄之灾。

写到这里的时候我忍不住想起以前接收的一个患者。

当时应该是春天吧，工作很忙，各种事情堆在一起，零乱不堪，我看着各种各样的病例文件，脑子里只剩下头疼两个字，只有迈进手术室换衣服刷完手后心情才能平静下来，当手术间自动门关闭的瞬间，纷乱的情绪马上清晰，只有一件事"手术"，专心的手术就是唯一的内容。

记得那天一大清早就来了两个急诊患者：一个是在办进京证的时候脑疝了，直接进入了手术室准备手术；另一个是一个月前在我科做的转移癌手术，术后在外院进行放化疗，现在严重低钠、癫痫持续状态、发热，又办了急诊入院。

我在急诊的重症监护室忙得脚不沾地，一会儿给患者拔出气管插管，一会儿给另一个颅咽管瘤患者调整激素……我跑来跑去，患者感慨道你就和飞天小警一样飞来飞去，我闻言苦笑，只有亲身经历的人才能感知，一大早就要处理这一打必须处理的情况时有多忙乱。

当我路过 3 号病房时，瞥见今天要手术的患者正在跟她的儿子逗乐，这是个年轻的妈妈，一边剥橘子，一边笑着回复孩子的一个个疑问：

"妈妈，你的头发呢？我还是喜欢有头发的妈妈。"孩子看着母亲的光头问道。

为了手术，这位年轻美丽的女性不得不剃去了一头长发。

"妈妈脑袋里有个虫子，为了捉虫子必须剃掉头发，等医生叔叔帮妈妈捉了虫子就又能跟你玩了。"妈妈没有正面回复孩子的问题，只是这么笑着说道。

"那妈妈以后头发会长出来吗？"孩子继续问。

"当然会呀。"年轻的妈妈笑意更加明显，她摸摸孩子的脑袋。

她的态度很平和，仿佛手术只是逛个街换个衣服，看起来非常简单，不过隔着一扇窗的我却怎么也开心不起来。

这位年轻的妈妈被发现左侧额叶的低级别胶质瘤，不得不接受手术治疗。虽然手术的把握挺大，可担心的是肿瘤长在了患者的语言区，手术后可能不会说话了。

我回去翻阅了一下病例，这才想起来这个女患者是一位音乐老师。

她初次见我的时候穿着一件粉色的西装，涂着淡红色的口红，嗓音甜美可人，扎着一个高高的马尾。门诊完毕后她笑着握了一下我的手，表示感谢，我这才发现她的手指很修长，不过指甲干净整洁，也没有做什么美甲。

"我是学钢琴的。"看到我盯着她的手，她温和地解释道。

"其实网上的那些留着长长美甲弹琴的照片都是假的，哪会有人留那么长的指甲弹钢琴。相反，真正经常练琴的人都是十指较粗，而且指甲干干净净，就怕妨碍到弹琴。"

"你平时唱歌吗？"我问她。

"嗯，经常，上课的时候会教同学们唱歌。"

我这才知道这位音乐老师是在一所私立小学任教，该学校非常重视学生的音体美素质，所以每周两节的音乐课是真正实打实地弹唱，她说如果不是因为生病，现在应该可以教他们《抛洋芋》了。

看着她笑意灿烂的脸，我实在不知道怎么告诉她，术后有可能没办法说话、更没办法唱歌。

后来安排了住院，她请假停课，她的丈夫和儿子天天来看她。

她的丈夫也是一名老师，不过是教大学物理的，看起来像一个地地道道的理工男，厚厚的眼镜、T恤衫、严肃的表情，和她笑意满满的模样风马牛不相及。

而他们的孩子正在上小学二年级，看起来肉墩墩的，虎头虎脑，非常可爱。

他们每天都会带一些吃的来医院，一口一口喂给她吃。她总是笑着接纳，一边笑盈盈地看着他们，一边吃下美味可口的佳肴。

病房里大家都很喜欢他们一家，也都非常羡慕他们的和睦与恩爱。

病友们偶尔也会聊聊天，讨论下当初是怎么在一起的。

"我和文慧，是在一次慈善活动的时候认识的。"理工男丈夫虽然看起来笨拙，不过在聊天的时候思路清晰，谈吐得体。

"当时我们参加了一个教福利院的小朋友学唱歌的公益活动，我负责拉琴，她负责唱歌弹钢琴，那时候是我们两个人第一次合作，本来应该是我先拉小提琴开场，可谁知我对着孩子们紧张得不知道如何开始。就在这时候，文慧弹起了钢琴，并冲我使眼色，这下我一点紧张的情绪都没有了，最后演奏的效果据说还挺不错。"

"后来我尝试约她出去，她很大方地应允了，我们约会也是听听音乐会，看看话剧，两个人聊聊喜欢的事物，这时候发现我们的爱好非常相似，两个人也很合得来。"说到这里，理工男的脸红了一红。

"有一天晚上，我下定决心和她表白，走了一路却因为害羞不知道怎么说，只好鼓起勇气试图碰碰她的手，可谁知道，她一下子用力拉住了。当时我心想，我们两个人，稳了。"

毫无疑问，这是一段非常浪漫感人的爱情故事。

听完他们在一起的过程，大家都无比感慨。

可我看着他们幸福的样子，反而心里的难过更加强烈，无论如何都开心不起来。

手术是有风险的，试想，如果年轻的妈妈术后真的失声，从此不能跟自己的儿子说话，也不能和丈夫谈情说爱，更没有办法唱歌……

一个嗓音甜美的可爱姑娘失去了声音，那是什么样的情境呢？

我恍然想到小时候听过的《海的女儿》，里面那个为了爱放弃声音的小美人鱼，她过得快乐吗？我想不快乐吧，无论王子喜欢的是不是她，我总觉得，她心里多少是后悔的。

我忽然觉得自己很残忍，仿佛变成了一个可怕的男巫。我可以逃避这一切吗？手术可不可以不做？

如果不扩大切除，肿瘤又复发了，那又是什么样的情境呢？

医生面临着巨大的考验。

患者的生命遭受巨大的威胁。

小朋友可能再也没办法和妈妈聊天。

理工男丈夫也许从此不能跟这位让他心动不已的女孩互诉衷肠。

这实在是一个两难的境地。

语言是人类特有的高级行为，是人与人交流的重要途径。

对方的声音通过听觉和视觉到达大脑，经过整合加工后，通过说话来表达反馈，然后又通过下一轮的循环实现语言交流这一高级行为。社会活动中有的人说话快，有的人说话慢，如果从脑科学角度来解释，也会和中枢环路的快慢有关。

对于右利手的人来讲，语言中枢位于左侧半球，由运动性语言中枢（负责说话）、听觉性语言中枢（负责听）、阅读中枢（负责看懂文字等）和书写中枢（负责写字）这四大部分组成。

其中，运动性语言中枢和听觉性语言中枢的损害最常见。

而那个小美人鱼一样的年轻妈妈，肿瘤最可能发生的位置就是听觉性语言中枢部位，而近期就有个急诊患者术后出现了运动性语言中枢受损的情况。

还有原来会说方言和普通话的人，术后只能说普通话，或术后只能讲英语等情况在病房都有发生。

语言中枢受损以后出现的神经重塑是另外一门新兴学科了。

脑科学是神秘的学科，而肿瘤术后的语言重塑更是让人为之神往。可惜我在这方面学得不够多，没有办法完全解决患者的问题。

想到手术，我就格外头疼，暗暗祈祷，千万不要出什么岔子。

思虑再三，我还是告诉了年轻妈妈手术后可能存在的风险。

"你知道吗？在手术之后，你可能会丧失声音。"

"是这样吗？"失去了头发的年轻女性反而态度平静，她静静看着我，表情上没有欢喜也没有愤怒，"郝大夫，我能不能活下来？"

"这个倒是没什么问题，我主要担心的就是并发症。"

"那就好了。"

她闻言彻底放松了下来，深吸了一口气，一脸认真地看着我："这个世界上有那么多因为疾病而死的人，相比而言，我的生命没有受到威胁，我只是失去声音，已经很幸运了。"

"可你有可能从此不能唱歌、不能说话了啊？"

我知道自己的疑问不太妥当，但还是没有忍住心中的疑惑问她。

"郝大夫，"她严肃地看着我，"即使我失去了声音，可我还能弹琴，我的手指还在；即使我失去了声音，可我还能听到他们唱歌，我的耳朵还在……贝多芬失去了听力依旧可以扼住命运的喉咙，为什么我不能战胜病魔坚强地活下去呢？我最大的心愿就是看着孩子长大，我要活下去"。

我大为震动，忽然意识到自己刚刚提出的问题是多么的无知。我自以为告诉了患者风险和问题，实际上她比我想象的还要成熟理智得多，她早就考虑清楚了所有的后果。

我对这位女子肃然起敬，我暗暗告诉自己一定要努力完成这个手术，尽善尽美地完成，不能出任何失误。

我还想继续听她说话，听她唱歌。

几天后，她被推进了手术室。

在进去之前，她拉了拉孩子和丈夫的手，笑吟吟的，却没有说话。

原本叽叽喳喳的小孩这时候也没有说话，反而一脸认真地摸了摸妈妈的脸。

当手术室门要关闭的那一刻，孩子拉着妈妈的手只能松开。

"我要妈妈，我要妈妈！"孩子哇的一声哭了，哭得撕心裂肺。手术室里年轻的妈妈眼中噙着泪水，而此刻的我眼泪也在眼眶里打转，我断然扭过头，快速地走进了手术间。

我是医生，是病人眼里神圣的白衣天使，是家属眼里的"救星"，但是现实工作中，医生的内心总是被人世间这样的真情所鞭策、所拷问。男儿有泪不轻弹，我这样一个每天提着手术刀游走在生死之间的人，却经常被危难中一家人患难与共的亲情所感动落泪。这样的真情鞭策着每一位医者全身心地为患者及其家庭、为不确定的未来去努力工作。外科医生对工作没有凑合一说，始终精益求精，追求完美。

我仿佛回到了踏进医学院的第一天，穿着隔离衣宣誓的那一刻。

我正式宣誓：

把我的一生奉献给人类；

我将首先考虑患者的健康和幸福；

我将尊重患者的自主权和尊严；

我要保持对人类生命的最大尊重；

……

根据手术计划，我们为患者施行了唤醒麻醉，打开硬膜后，将患者的麻醉剂量降低，患者看着图片，一边说着名称，医生在她的脑皮层进行病灶切除。

"这是什么，说出来。"神经电生理医生在病床旁边问着患者。

"火车。"患者虽然精神很弱，但是发音很清楚。

"这是什么，说出来。"神经电生理医生在病床旁边再次问患者。

"火、火、火"显然手术已经接触到了语言功能区，患者不能将"车"字清楚说出来。

手术结束了，切到肿瘤边缘了，主刀教授说道。

手术的过程非常成功，后续也没有任何并发症。

患者的语言功能依旧完好，并未受到太大影响，这个年轻漂亮的女老师，她依旧可以唱歌、说话，她度过了最惨烈的一关，我相信从此以后也没什么事情能够打倒她。

麻醉消退后，她的意识也逐渐恢复，她看着我，张了张嘴：

"谢……谢……"

声音不大，但我们所有人都听到了。

听到了她声音里的感激，也听到了啜泣的喘息。

大家长舒一口气。

孩子已经在她的理工男丈夫怀里安静地睡着了。

"小宝宝，等你醒来后就能看到安然无恙的妈妈了，叔叔的任务完成了。"我心里对孩子说到。

故事的结局圆满，实在是一件让人开心的事情。

后来那位年轻的妈妈顺利出院了。

她偶尔还会给我打个电话，聊聊她和孩子的趣事。遗憾的是我因为工作繁忙，没多少时间和她详聊，总是一边工作一边听，偶尔被孩子的叫喊弄得又好气又好笑。

年轻的妈妈曾告诉我，其实她手术前非常害怕，听到可能变哑的时候非常绝望，可是想到自己还是一个老师，作为老师应该树立良好的表率，并且作为母亲，在孩子面前勇敢一点，也能够影响到他，让他不那么害怕。

所以她明明怕得要死，还是在表面上自信笃定、坚强。

"其实您走了之后，我躲在被窝里哭了好久呢。"

年轻妈妈笑着和我说。

她对生死的态度，对疾病的认知，面对困难的举重若轻，留给了我深刻的印象。有时候我想，如果不是她当时笃定认真的态度，我会不会因过度考虑手术的并发症，而拒绝为她手术呢。

还好，还好，我遇到了一个坚强的患者。

还好我自己也足够坚强，是一个敢于担当的神经外科医生。

2 滚蛋吧，脑瘤君

作为医生，其实我不是很喜欢看和医院疾病相关的电影。

一方面，是因为里面的常识性错误……实在是太多了。有一次和朋友聚会，一起看了某部癌症为主题的爱情电影，友人边看边落泪，而我在那里觉得很尴尬。满脑子只剩下"这个脑瘤手术，头发还在""那个麻醉没有气管插管""这个医生这句话说错了吧"，如此这般满满的无奈。

而另一方面，也是更重要的原因，是在天天面对生老病死后，实在是不愿意继续再看类似的题材。虽然对于编剧来说，相爱的人在命运面前无能为力，只能死在爱人身边，实在是再耐看不过的情节。可是对于我们这种见惯了类似情景的人来说，每次看还是会本能地感到伤心难过。

但如果说喜欢的，也不是没有。这部电影的名字叫做《滚蛋吧！肿瘤君》，还是患者推荐给我的。

事情的起因来自于一次有趣的交谈。

麻醉师岳岳，一个活泼风趣的师姐，娱乐八卦全都知道，而且她还喜欢发掘身边有趣的事情。

"小郝弟弟，你知道吗？我发现了一个人，很有趣。"

我对她的神神秘秘总是爱搭不理，哪有那么多时间听她八卦呢，我想插个话题溜掉。

但是，这次显然不行。她神秘兮兮地硬要拉住我和我说。

"姐姐没钱，开发了个副业，当滴滴车司机赚外快。这几天，我上班的时候，就把滴滴顺风车的接单系统打开了。"

"然后呢？"

"滴滴就会推送给我一些顺路的单子啊！"

"啊？"我一时间没搞明白这个和医院有什么关系。

"我发现，最近滴滴总是给我推荐一个行程，从北五环开到南二环的医院！"麻醉师姐姐感慨，"我不知道为什么总觉得这个人很熟悉，而且这个行程和其他的也不一样，我今天就接了这个单，想看看这个人是谁。"

"然后呢？"

"结果我发现是个年轻的姑娘，最多也就二十多岁。"说到这她叹了口气，"她问我是不是在天坛医院上班，我说是啊，结果小姑娘告诉我，她的丈夫得了脑瘤，恰恰就在咱们医院。"

我无言。

这样的情况实在是太多了，可是没办法，就是这么巧合。我在美国学习时的公寓里还遇见过我曾经的邻居呢，巧合是上帝保持匿名的方式。

"后来呢？"沉默了一会儿，我问道。

"我就给她免单了。"麻醉师说，"每天带他们来医院。小郝，你能不能抽空帮我看一眼，她老公就住在你们病房。"

作为医生，对患者总是充满同情的，于是我同意了。

第二天见到了患者和他的太太。小姑娘和麻醉师说的一样，年轻可爱，脸颊红扑扑的像鲜嫩的苹果。

我去看了看他的病历，是"中枢神经细胞瘤"，一种Ⅱ级的神经上皮肿瘤，如今手术已经做完，非常顺利，术后只需定期复查即可。小夫妻听到后非常开心，紧紧搂在一起。

我心里暗自为他们高兴。小姑娘围着我开心地说："大夫您知道吗，我就是看了一部电影，叫做《滚蛋吧！肿瘤君》，才不断提醒自己要乐观面对的，不然真的不知道什么时候就扛不下去了呢。"

"是吗？"我笑着说，那回去一定要找资源看看呢。

"郝大夫，是不是其实脑瘤一点也不吓人呢？"

小姑娘在我要离开的时候忽然问我。

我犹豫了一下，给了一个我认为最贴切的形容："吓人的时候很吓人，不吓人的时候也没什么。"

小姑娘说："嗯，其实很多时候，我们患者真的是不了解，如果能够多给大家一些机会了解，可能就不那么怕了。"

听到这里，我忽然想到，脑瘤在大家的印象里如此神秘且不可思议，会不会是因为相关的影视作品太少了呢？

现在想想，和医生有关系的作品实在是太少了，尤其是和我们的大脑相关的题材。前段时间最火的应该是《心术》，《心术》第一次展示了脑外科医护人员及他们的工作。

这部电视剧的编剧，是著名的作家六六老师，为了把这个剧本写好，她专门在上海华山医院蹲点半年，了解了脑外科医生的工作后，才创作出《心术》，并最终搬上了屏幕。

《心术》里大师兄的果敢与担当给观众留下了深刻的印象，也让大家了解了脑外科医生的爱恨情仇，虽然里面的一些剧情有夸张的嫌疑，但脑外科医生的担当和追求确实演得鲜活生动。

尤其是剧中的人物原形我们都耳熟能详，看他们在电视里嬉笑怒骂，忍不住就会想起现实中的那个人在日常生活中是怎样工作的，尽管是艺术化的故事，但那就是我们的工作，不仅仅属于华山医院，它就是神经外科每天发生的故事。

那段时间，可以说是我"最受欢迎"的时候，每天都会接收到各种啼笑皆非的疑问。比如说什么"医生真的都和男主角那样帅气吗"，再比如什么"和护士谈恋爱是什么感觉"。我只觉得好笑，但还是耐心一个一个回答了。

在这里也强调一下，医生救死扶伤的背后是工作繁忙，每天昼夜颠倒的生活都快忙疯了，哪里有空在工作场合化妆、与患者谈恋爱？

不过也有一些让人骄傲的地方——我妈妈每天都会准时坐在电视机前，观看《心术》，然后跟我讲里面的剧情。

邻居家的小孩在我回家的时候，也会抓着我的袖子问我，医院里的那些惊心动魄的一幕幕都是真的吗？这时，调皮的佑佑小朋友在沙发上边跳，边喊"我的爸爸是医生"。

我总是尽力按捺住心中那种医生的自豪，佯装淡定地回复"基本上是真的"。

出于对电影的好奇，忙完了一天，回到家后，我立刻找到了电影。脑瘤和肿瘤在某些时候也有共通的地方，不知道电影会不会给我别样的体验。

影片讲述了29岁的乐天派漫画家熊顿因患淋巴瘤，身处人生最艰难的时刻，仍面对命运微笑的故事。故事的结果虽然悲剧，但是如实向人们展示了主人公生病后面对疾病、面对死亡的心路历程。

电影很好看，轻松明快的节奏，俊男美女在面对疾病的时候也不忘谈恋爱的样子着实逗笑了我。整个氛围非常美好，美好到让我差点忘了这是个悲伤的故事。看完后我查了一下影片的原型，已经去世数年，这结局实在是让人唏嘘。

肿瘤是个让人头痛的小东西，小小的一点点儿，就能够让一个健康活泼的人失去生机。

我在年轻的时候曾经非常向往医生这个职业，想做一个优秀的大夫。直到后来真的变成了一个神经外科医生，面对的是肿瘤中最可怕的那部分，才意识到这并不是一个多么有趣的职业。

不过，像片中的肿瘤大夫一样，作为脑瘤医生，我们一直在对付脑瘤君，用各种方法。这个过程成功不少，失败也很多，有很多难过的时候，但更多的时候也很幸福。

昨天的手术，无疑属于本月的脑瘤冠军，难度最大，困难最多，也做得最成功。

患者患有从额部到顶枕的矢状窦脑膜瘤，就是绕着脑袋从前到后那种，他曾经在云南做过一次手术，但效果不算好，双目失明了。虽然鞍区肿瘤会压迫视神经，多会引起视力障碍，但他的失明和鞍区没什么关系。非鞍区的脑膜瘤导致双目失明的还真罕见，这足以说明一个问题：肿瘤实在太大了。

之前，由于手术难度大，他在多家医院吃了闭门羹，从云南到湖南，再到上海，最后来到了北京。走了几千里，他没有放弃，被拒绝多次后才在天坛医院找到了勇于挑战的医生，就是这样的一次次挑战才为天坛医院赢得了名声，国家队的称谓不白给。强大的团队是手术质量的保证，这里不是一个外科医生在对付脑瘤，而是一个强大的团队，这里有训练有素的脑外科医生、麻醉科医生、护理团队，连护工师傅对头部的护理都非常专业，剃头师傅都是剃光头最专业的人。

说真的，我们遇到这样的脑瘤患者时也是犹豫的，毕竟难度太高了，如果出现一点差错那后果不堪设想。但是如果我们这里不收住他、不给他切除肿瘤，他又能选择哪里呢？

幸运的是，手术非常成功，我到现在还记得那感觉：当患者被抬下手术台，缓缓地睁开了眼睛的时候，他嘴角上扬，嘴巴在嘟囔着什么。

我想，那一定是对新生的感激与赞美。

就像电影中的患者不会放弃自己一样，我们作为医生，又怎么能放弃他们呢？

这是医生的职责，也是最让我们自豪的地方。

《滚蛋吧！肿瘤君》这部电影并不是我见过的最为专业的，但的的确确是我最喜欢的，当穿上工作服，我们就变成了肿瘤君的克星，虽然在这个过程中有很多次都失败了。可是我们相信，经过大家的努力，脑瘤君总有一天也会变得服帖安分。

希望也能有部电影叫做"滚蛋吧！脑瘤君"，也来讲讲与脑瘤做斗争的故事，如果有这样的电影上映，我一定会再去支持，呼朋唤友来贡献票房。

---

3 脑干胶质瘤的小朋友
——匆匆，太匆匆！

为了参加当年的 6 公里打败"脑干胶质瘤"公益跑，我提前两个月进行了热身活动，在治疗脑干胶质瘤的路上，人类一直在跑步前进，但是进展却非常缓慢。公益跑那天我早早来到罗克维尔市商业中心，来参加活动的人真不少，我们相互问候，脸上洋溢着笑容。我胸牌编号是 162，直至今天，那个胸牌还一直放在我每日开的车的挡风玻璃后面。大家先集体做了热身运动，发令枪一响，开始了征程。对于疾病的治疗与探索，其实我们一直在路上，这次"脑干胶质瘤"公益跑让我想起了遇到的几个有胶质瘤疾病的孩子。

那是一个凌晨，值班的我一宿没睡。一个福建的孩子正在输甘露醇，孩子得的是脑干胶质瘤。

看片子发现，患儿的脑干基本上没有正常组织了，全部都被胶质瘤占领。

我们科主任有个习惯，将脑干病变描述成像火腿肠，他忍不住感慨，这个孩子的情况是：除了外膜是一层正常的组织外，火腿肠的核心部分全部都是肿瘤了。

对于我们这些成天和肿瘤打交道的医生来说，看到这样的小患者尤其难受。

如果说医生和疾病的关系就好像跟敌人对战，那我们的生活，有时在一次又一次的失败当中渡过。

每当孩子的父母来到病房怯怯地问我："大夫，我的孩子没事吧？"我的心里总是会憋闷一下——他们还没有好好享受过这多彩的世界，就要匆匆地离开了。

生命的中枢是脑干，可如果胶质瘤长在这个位置，那就是脑干胶质瘤，脑干胶质瘤占儿童所有中枢神经系统肿瘤的10%～20%。

脑干胶质瘤在孩子中发病的比例很高，但是治愈的机会很少，一周的门诊都能看到好几例，全国的病例都推荐到这里做最后决定，能够手术治疗的10%都占不到。

这是一场充满了悲情的战役，记得我刚读硕士研究生时，每次跟随主任出门的时候，总会遇到这样的场景：家长抱着孩子，语气饱含希望地询问这病能不能治。主任看看片子，不知道如何回答，叹气说"这是脑干胶质瘤，已经长满了，做手术孩子也保不住啊。"

我至今也忘不了家长的表情，从满怀希望变成了绝望，他们不再说什么，只能抱着孩子慢慢离开。

我跟主任说，您这跟大法官判极刑一样，天天来做最后的判断，主任说，他也实在是无奈，有种挫败的感觉。

"不要觉得这是什么无关紧要的小病，这是脑干！是生命的中枢所在！生命的中枢出了毛病，能是简单的小事吗？"我困到眼睛都睁不开，可想到这一点，还是觉得很难过，强打精神，给福建小患者的家属认真分析了疾病的预后。当时，由于家属讲乡音，与我沟通不畅，我不得不提高嗓门，急诊室里其他人的睡梦都被我的谈话给打扰了，原本安静的病房里出现了低声地抱怨，唉，我也是无奈才提高嗓门的。

幸运的是，他们对医生很尊重，对孩子没有放弃，旁人也没再多说什么。

虽然我们也不清楚前方路在哪里，医生和家长能带给孩子什么，孩子是否能开心快乐地继续他们的人生。

"郝大夫，你之前接触的患者，有没有康复的案例呢？"

听到患者的询问，我的记忆一下子回到了过去。

我对脑干胶质瘤印象最深的，是前几年遇到的一个孩子。

但他给我的记忆，却也只剩下"匆匆"两字。

他周五被送到医院，情况不算严重，经过一番简单治疗，周末平稳度过。我们都非常开心，觉得孩子的病可以缓解了。

谁知周一早上，值班室的门被护士打开："大夫，你快来看一下9床，孩子呼吸变慢了。"

什么？我懵在那儿，不是这两天还好好的吗？

但现实就是如此的残酷，虽然我们在最短的时间内进入抢救状态，可一切都是那么措手不及又无力——心率120次/分，血氧97%、60%，且一再下降，马上呼叫麻醉科插管，ICU参与抢救，紧接着出现的是心脏骤停、心肺复苏、电极复律、去甲肾上腺素等一系列治疗。

最后，孩子还是离世了。

患儿的家属瘫坐在病房的门口，妈妈撕心裂肺地哭了起来，父亲没有发声，可是眼泪不断流淌。

"我们已经尽力了，大家都尽力了，你们节哀吧。"

我作为医生代表，无奈地把这个消息告诉他们，我心想或许这对于孩子来说也是一种解脱，可是家长呢？或许他们早就知道会有这么一天，可是太快，太快了。

这样的事情在脑干肿瘤病房总是时不时发生，一切都是那么匆匆。

说起来，我更早接触的一个孩子也是这样，她叫周小丹，是个非常漂亮的孩子，一双大眼睛总是格外有神。每次看她的时候，她总是会眨着眼睛冲我笑。

她当年六岁，第一次是爷爷带她来的。她的爷爷穿着一身朴素的中山装，操着重重的湖南口音，每每提到孙女，眼神总是会变得柔软，他很喜欢和我说说小丹的趣事，比如她喜欢吃辣，喜欢骑着车子四处游玩。

小丹和爷爷在此之前已来过医院好几回，每次都是来急诊输甘露醇。后来在确定病情没办法独自控制后，选择了住院。

"医生，手术疼吗？我好害怕，能不能多给我打点麻药？我会不会和他一样死了？"

除了要看病治疗，安抚孩子也是我们的任务之一，每每遇到爱哭的小孩子，我们总是不知道怎么处理，以至于隔壁的一个大夫感慨以后绝对不生孩子。

小丹算是最乖巧的那一个，无论是打针、吃药，都是安安静静，配合安排。

护士们都很喜欢她。

所以被小丹那么询问的时候，我们都格外的心疼。

肿瘤病房时不时会有病人去世的消息，脑瘤病区尤其是，小丹的隔壁是一个活泼的男孩，也是脑干胶质瘤的小朋友，纤维蛋白稍低，他很好动甚至活泼得有些调皮，大家看到他总会忘记疾病的阴影，可就在某一天，他忽然就离世了。

对于医生来说，我们早就看惯了这样的"忽然"，但对于孩子来说，这种"忽然"实在是残忍。

我最终没有回答她的问题，只是哄了哄她。

小丹的爷爷每天都会来看她，他的手里总会带着一些小玩具、好吃的零食，或许是希望孩子早日康复，也许是想给孩子更多的温暖与补偿。每次我到病房，询问孩子的状态，总会看到他们在那小声聊天，亦或小丹沉沉睡着，他在一旁扇风。

这样的画面实在让人难过。

"孩子今天怎么样？"小丹爷爷来了医院，我例行询问。

"她没吃饭，说有点头疼。"他削了个苹果递给我。

我谢绝了苹果，走过去看了下小丹，她今天睡得很沉，脸色红润，还带着微微的笑意，恐怕谁也想不到，这样的一个孩子，正身患重症。

"小丹她，"小丹爷爷看着我，忽然不知道为什么笑出了声，"你知道吗，小丹跟我说，她长大了也想当医生，要给我看病治身体，她觉得你们都是大英雄。"

"是嘛！"我转过头去，用手电筒照了一下孩子的眼睛，试图把话题拉回看病，"还是先输点甘露醇吧，我可以再加点葡萄糖液体给孩子，补充一下孩子的营养。"

孩子瞳孔的反射还算灵敏。

"是啊。"

这样的高度评价实在是让我惶恐，我算不上什么大英雄，我甚至都不确定能不能帮孩子解决问题，在这个充满了未知的病房里，认可和支持是何其珍贵。

如果她可以治愈，我一定要告诉她，以后不要当医生，不要面对那么多病人死亡而医生却无力与无助的局面，尤其是脑瘤医生。

对脑瘤医生来说，失败总是如影随形。

小丹因为纤维蛋白原偏低，手术没办法立刻进行，只能在这之前先治疗等待。最后，在还没感受到"手术的可怕"之前，就因为呼吸障碍匆匆离世。

我对小丹最后的记忆，是父母的哭声以及小丹爷爷攥在手里的风车。

她就这样匆匆离开了我们。

而在这个病房里，这是一个弥漫型脑干胶质瘤病人的必然归途。

脑干胶质瘤主要分成两类：弥漫内生型和局灶型，根据在脑干的部位不同可分成中脑的、桥脑的、延髓的。儿童的脑干胶质瘤 80%～90% 都是桥脑弥漫内生型的，还有 5% 的是中脑顶盖的胶质瘤，中脑的胶质瘤大多是偏良性的，如果没有发生脑积水，中脑胶质瘤观察即可。桥脑的胶质瘤尽管影像学强化的部分不多，但是病理证实恶性胶质瘤还是多一些，由于部位的特殊性，即使活检明确病理后再行放疗，患儿两年的生存率还是很低的。

这就是我们每天都在面对的实情：一次次的治疗和失败。

脑干胶质瘤对孩子的伤害不仅仅在中国，即使是医疗技术更发达的国家，也依旧面临着这些困惑。

出国交流的时候，美国医生给我们讲了麦克的案例，麦克（Michael）是一个活泼可爱的、充满梦想的小朋友，非常非常聪明，当时每个看到他的人都非常喜欢他，大家也很难把他和脑瘤联系到一起。

然而，一切都是那么的突然，2014 年的某一天，麦克刚开心过完了六岁生日，忽然右眼不能活动，看东西出现了重影，磁共振检查发现了脑瘤，然后做病理活检，证实了脑干胶质瘤。

他的系统治疗在华盛顿国家儿童医院的神经肿瘤科进行，面对药水、手术、死亡的威胁，麦克却丝毫不怕，坚持每天上午去幼儿园，下午到美国国立卫生院（NIH）接受放疗，他同时参加了临床试验，每当医生担心他怕疼的时候，他总是笑着说"no problem"。他甚至每天给自己定了一些小任务，包括玩乐高玩具、上学等，他自信地表示，他的最后一个目标就是打败"脑干胶质瘤"（Defeat DIPG）。

尽管最后，他还是没有完成这个任务。

但欣慰的是，麦克的坚强打动了身边的人，也打动了他的父母，为了完成他的夙愿，他们成立了"打败脑干胶质瘤基金会"。基金会陆续收到了60多个国家的捐款，目前支持美国6个脑干胶质瘤的研究机构进行研究。

我参加的"打败脑干胶质瘤基金会"的6公里长跑，就是这个基金会所主办。当时一直在想，什么时候，我们也能如此坚强地对抗疾病，或许战胜疾病的那一天很快就要到来。

经过了几天的治疗，福建的那个孩子最终转院，我不知道他的情况怎么样，祝福他一切安好。

我真是很痛恨肿瘤，尤其是长在脑子上的，就像李煜的那首词一样"林花谢了春红，太匆匆"，死亡总是来得那么快，为什么不能慢一点，多给我们一点儿机会，让我们不要总是遗憾呢？

或许某一天疾病真的可以治好，但在这之前，我们除了不断地努力之外，什么也做不了。

这些年，脑干胶质瘤的治疗也有了一些质的飞跃，而且是中国人的声音。经过多年的潜心研究和努力，由张力伟教授领衔的团队先是在国际著名杂志《自然遗传》发表了新的基因 PPMD1 在脑干胶质瘤的预测性，后来又发表了《脑干胶质瘤专家共识》，现已将脑干胶质瘤最新的无创检查方法公布于世。

尽管如此，目前我们依旧没有找到能彻底治愈脑干胶质瘤的办法，什么时候才能战胜肿瘤也不得而知。

一切都显得无力，但一切又都充满了希望。

4 面对脑转移瘤，我们该如何抉择

脑转移瘤的患者越来越多，肿瘤科医生一旦发现脑转移，都会给病情宣判"晚期"，因为肿瘤出现转移肯定是四期了，脑外科医生能做什么呢？去年跟肿瘤医院的专家进行讨论，他们对脑外科医生还能手术的做法都不是那么了解，更何况普通老百姓呢。

近几年，人们对转移瘤的认识也发生了一些变化。几年前，转移瘤的诊断多数是在术后，大多数术前诊断胶质瘤，术后病理报告转移瘤，然后再寻找原发灶，有时能找得到，有时原发灶很难发现，得一段时间后才会发现原发灶。而近几年我们发现，来诊的大都有明确部位的癌症病史，经过放疗、化疗、靶向治疗，突然发现颅内转移后来寻求治疗。

转移瘤到底应该选择怎样的治疗方法；面对已经病入膏肓的患者，外科医生到底选择继续治疗还是放弃，实在为难。面对可延续生命的转移瘤，外科医生该出手时就出手，毕竟能通过手术救人一命是功德无量的，即使是延续生命很短的时间。单发的颅内转移肿瘤，如果不适合放射治疗，或者已经做过了放射治疗，患者身体状态又能够耐受手术，外科医生还是应该考虑手术的。如果是多发的颅内转移瘤，外科医生可能就束手无策了。

在北京市神经外科研究所的门口，我见到了似乎状态还算不错的老贾，他笑着跟我打着招呼。

"郝大夫，你好，我又来了，没有想到吧。"老贾笑着对我说。

当再次面对老贾的时候，我都不敢相信，因为在科学数据正常推算下，老贾已经过了中位生存期。

老贾是一位退休的教师，3年前确诊小细胞肺癌。他是退休后每天都坚持晨练，一次晨练中听说有个邻居因为咳嗽发现了肺癌，老贾就有些犯嘀咕，想着自己这两天也有时会咳嗽。由于女儿、女婿都在医院工作，于是就把自己的疑虑告诉了她们，性格豪爽的女婿拍着胸脯说"爸，你放心吧，肯定没事，不成明天去拍个片子"。

这片子一拍，出事了，胸片：右上肺阴影。放射科的同事把老贾女婿叫到一旁，要他小心，还是做个强化的胸部CT

吧。老贾一家子傻眼了，本想做个体检，结果还真发现了毛病。胸部 CT 加支气管镜检查，病理"小细胞肺癌"，全家五雷轰顶。

小细胞肺癌算是肺癌里最难治的一类了，对化疗比较敏感，但是很容易复发。老贾经过全身化疗、放疗，由于平日里体质挺好，他的反应并不重，还能坚持晨练。

时间过去了整整一年，两年前一次晨练中，他突然觉得太极剑沉沉的，以为是脑梗塞了，就去做头颅 CT，发现脑内一个转移灶。他的女婿是我的大学师兄，于是来到了北京，在天坛医院接受了伽马刀治疗，三个月后肿瘤完全消失了。

可恶的肿瘤总是喜欢戏虐。老贾在晨练中又出现了肢体的没劲。头颅检查发现脑转移瘤复发了，再次进行了伽马刀治疗。

肿瘤就像打不死的小强一样顽强。经过 2 次伽马刀治疗后，脑内肿瘤小了之后又长大了，去年不得已在外院做了开颅手术。

这样的恶性肿瘤，存活 3 年应该是奇迹了，肿瘤科医生早在两年前就给老贾判了"死刑"，那时候靶向治疗还不发达，免疫治疗刚刚起步，治疗走到了死胡同。

"郝医生，你说这次咋办，又长了，体积这么大，没辙了呀，再开刀吧。"老贾的女婿对我说。我不知如何回复他，同意再做手术，可患者已经接受了这么多次的手术，身体能吃消吗，而且还会复发；不同意手术，难道眼睁睁看着他走向死亡。看到老贾一家子站在我的面前，实在难拒绝。

"考虑清楚了吗，实在没辙就做吧。"我用模棱两可的话回答他，我确实不知道结果是什么样子，但我知道，要想再多活一段时间，只能再手术了。

手术安排在几天后进行。

手术前我去安慰一下老贾，老贾的精神大不如前，也许是脑瘤的水肿加重了他的病情，我看了一下他的瞳孔，双侧已经有些不等大了，我知道颅内的压力已经很高了，看来只有用手术来救命了。看着老贾那求生的目光，我难以释怀。

我用力握住老贾的手："放心吧，到了我们这里，您就好好休息吧，睡一觉就好了。"我安慰老贾道。

手术过程没有我说的那么简单，是极其艰难。

掀开颅骨血就涌了出来，浴血奋战，鲜血从患者的颞部颅底不断涌出，棉条压迫，一根又一根，纱布再压迫，这时才能开始切除肿瘤，肿瘤似乎张开了血盆大口要跟我们对攻，肿瘤还未切除一半已经开始了输血。

老主任边做手术，边不紧不慢地讲："你选的这个患者真不简单，出血太多了，我今天的能量被这台手术全消耗了，下了手术你一定得请我吃碗面条压压惊。"山西籍的老主任，总是用吃不吃面条来衡量手术的难易。

"主任，不是我选择的手术，是家属不得已才来求咱们的，这次面条一定得吃啦。"我说道。

颅内巨大肿瘤被成功切除，术后转入了监护室治疗。老贾的微笑也慰藉了我们，尽管奋战到深夜，还是非常值得的。

术后我告诉老贾的女儿，是她的坚持又让患者的生命在继续，尽管我们不能改变小细胞肺癌的预后，但是医患的共同努力让患者的生命在延续着。

半年后肿瘤在肺部又复发了，这次没有那么幸运，最后老贾还是离世了。但是，在半年的时间里，老贾完成了自己最后的夙愿，去了梅里雪山，看到了他心目中最纯洁和神圣的地方。

手术延长了患者半年的生命。

"值得吗？"我问自己。

"值，无愧于心。"

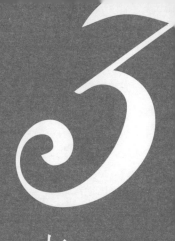

3

与肿瘤狭路相逢

1　小脑肿瘤的秘密

经常有人会问我，说知道人最重要的器官是大脑，那么，医生经常提及的小脑又是什么，都有什么用呢？

一般人所理解的大脑是整个脑部，而医生说的大脑，只是脑的一部分。

人的脑部由大脑、小脑和脑干组成。

如果把人的头颅分成两层的话，二楼的叫做大脑，一楼叫做小脑，中间的楼板叫做小脑幕。小脑前面趴在脑干上，中间有一条河沟，叫做第四脑室，大脑里的水（脑脊液）在第四脑室流淌。

大脑负责运动、感觉、视觉等复杂的神经功能，小脑主要负责平衡和共济，能不能走靠大脑，走得稳不稳靠小脑。小脑有问题的人是不能走平衡木的，也不能做出金鸡独立这个动作，小脑就像协调部门，没有小脑的作用，运动起来都是颤巍巍的。

如果小脑有了疾病，非常容易引起第四脑室梗阻，就相当于这条小河被截流，上游就会形成堰塞湖，这种堰塞湖也被脑外医生称之为"脑积水"。

大脑和小脑司职功能不同，发生肿瘤的类别也不一样。

今天，就在这里和大家聊聊小脑肿瘤。

小脑本身的肿瘤常见的有星形细胞瘤、血管网织细胞瘤、髓母细胞瘤，当然还有血管畸形和转移瘤等。另外，听神经瘤、斜坡肿瘤会压迫小脑组织，属于小脑外部的肿瘤。

不过，由于小脑在发育上是保守的，小脑半球的胶质瘤往往级别比较低，就是传统意义上的良性胶质瘤，因此手术全切后不需放化疗，患者能得到治愈。

最早见过的小脑肿瘤患者是一个回族的个子高高的女孩（大约 8~9 岁），当时我还是学生，在神外小儿病房实习。她在病房俨然有女班长的感觉，谁让她个头高呢，带领一群弟弟妹妹们在病房里跑来跑去，也许欺我年轻，她们还偶尔会一起欺负我这个年轻的医生。她们无忧无虑地在病房玩耍，即使患病。

她术前诊断髓母细胞瘤，手术如期进行，过程中做了快速冰冻，神经病理科打来电话："你们觉得像髓母细胞瘤吗，跟小脑蚓部粘连重吗？我们觉得像胶质瘤，最后得看石蜡病理吧。"

病理科女医生的话，绵绵的，好听极了，就是这样绵绵的声音，决定着外科医生是大做还是小做，她们的一句话往往决定着病灶邻近的组织是切除还是保留。每次接到她们电话的时候，都会让我想起邓亚萍，邓亚萍在英国诺丁汉大学求学时的硕士论文是《从小脚女人到奥运会冠军》。我们病理科的这位女同事也在英国留过学，她每天都在书写着"小女子指导大外科医生"的现实传奇。

天坛医院神经病理科可是名声在外，光他们诊断的疾病十几万例不在话下，各种奇怪的、罕见的病例，全世界都少见的，她们都见过，因此病理科的话，必须相信。

手术继续进行，没有扩大切除。

术后石蜡病理结果是星形细胞瘤。看到这样的病理报告，医生和家属都感到兴奋。

小脑蚓部（小脑中间部分）髓母细胞瘤恶性度极高，小孩子多见，预后不太好，但是目前用手术加放化疗还是不错的。

并不是所有的患者都有这个回族小姑娘那样的好运气。这不，就有一个患儿在一番紧张治疗后，依旧匆匆离开了人世。

患者的名字叫做豆豆，是一名髓母细胞瘤的患者，发病以后，他的父母因为缺少足够的资金和资源，就在某网络上发帖求助，在如今，网络的力量绝对是震撼的，小小的一个帖子，为他带来了巨大的帮助，你五块，我十块，网友很快就帮他凑齐了看病的费用。豆豆最终借助网络的力量到北京接受了治疗，在当时也是一起有轰动效应的网红事件。

我不是豆豆治疗的直接医生，但是我与豆豆的手术医生很熟悉。

豆豆的故事是那些髓母细胞瘤患儿的缩影。

髓母细胞瘤长在第四脑室，在脑脊液循环的要道上，因此患者多伴有脑积水，头痛、呕吐的情况很常见。

髓母细胞瘤是一种恶性程度非常高的儿童肿瘤，有四个病理类型，不同类型预后不同。

这类肿瘤通常有三个特点：

第一，3岁以前患儿预后不如大孩子，儿童肿瘤患儿年龄越小，肿瘤恶性程度越高。

第二，手术切除肿瘤难度大，如果与脑干背侧粘连，很难做到肿瘤全切。

第三，髓母细胞瘤不遗传，肿瘤发生机制不详。

在了解了髓母细胞瘤的大致情况后，我们应该如何选择适当的治疗方法？髓母细胞瘤多伴有梗阻性脑积水，处理方法包括脑室腹腔分流术、Ommaya囊植入术、脑室穿刺外引流术。

脑室腹腔分流术是目前对于有脑积水的髓母细胞瘤患儿最常见的处理方法。

优点：缓慢减压，效果稳定，避免放化疗后组织粘连造成的脑积水。缺点：体内异物植入，分流管堵塞等并发症常见。

如果手术必不可少，再大的风险，也得接受。

诚然，面对肿瘤，治疗未必有用，很多时候我们没办法控制生离死别。曾经有一对陕西的年轻夫妇，孩子刚1岁就发现了后颅窝占位。由于不到三岁的患儿不能接受放疗，即使手术切除，但是肿瘤会很快复发，家长仅选择了脑室腹腔分流术作为姑息手术，手术稳定后就回家了。谁知，又过了一段时间，他们打来电话告诉我孩子走了，问我这样的疾病遗传不，他们能不能再要孩子，我很肯定地告诉他们可以再要健康宝宝，他们听后释然不少。

豆豆生病时，我正好轮转在小儿神经外科。

豆豆的父母每天都会在门外换班看着他，看着的那个人目不转睛，而另一个就趁此机会在病房外的凳子上草草睡一会儿。

其他大夫把这件事告诉我的时候，我皱了皱眉，感慨这有什么用呢。

"小郝啊……"同事看着我，叹了口气，说："你还是太年轻。"

同事说的没错，那时我还没有孩子，无法去感受那对年轻父母的心情。只觉得有什么必要呢，又不是没有医生看着，与其有这个时间不如好好养精蓄锐，思考怎么样配合医生的治疗才是。

……现在想想，可怜天下父母心啊，面对孩子，父母可以付出一切的一切。

豆豆的病不见起色。

她大多数时间维持着昏迷的状态，小小的脸颊干瘪清瘦，只留下两只大大的眼睛，偶尔有气无力地睁开，在我们检查的时候偷偷看我们几眼。

豆豆是个乖孩子，做检查从不反抗。

但她也不是很喜欢说话，更多的时候只是安安静静配合医生的治疗。

倒是豆豆的父母，在医生检查完孩子的时候，会和医生们聊聊天。

话题也很简单，大抵就是他们过去的生活是怎么样的，以及豆豆曾经是个怎么样的孩子。

听他们说，他们本身都是农民，没读过几年书，在孩子得了这样的重病后，别说想方设法帮他寻找好医院了，一开始连科室走的都是错的。好在后来遇到了热心的记者和网友，把他们的经历写到了网上，这样也给了他们开始新生活的机会。

"谢谢互联网啊，后面我们收到了很多善款。曾经我们觉得豆豆肯定是没救了，不过如今感觉到还是有点希望。"豆豆爸爸感慨地说。他皮肤黝黑，看起来就是个地道的农民，他拥有农民黑漆漆的皮肤，也拥有农民那淳朴真挚的眼神。

"如果豆豆治好了，这钱要是还有剩下来，你们打算怎么做呢？"

有人问他们。

"捐出去啊，捐给有同样病的孩子，这样也是个接力，"豆豆妈妈毫不犹豫回复道，"做人啊，不能忘本。"

这个回复，据说让在场的所有人，都感到心里暖暖的。

也就在那时候，我的同事下定决心，一定要把这个孩子治好。

可惜，他们治疗了很久后依旧还是以失败告终。豆豆在一个夜晚猝然离开了。

她甚至没有等到手术。

我至今记得朋友对豆豆父母离开时候的模样的描述：他们没有哭泣，没有咒骂，反而是神态冷静地处理好了后事，收拾好了行李，便悄无声息地离开了。

离开的时候我的一个同事刚好碰到了他们，豆豆父母叫住了他。

同事本以为会面对豆豆父母无助的哭泣，却没想到他们颤颤巍巍地从行李中拿出几盒子点心，说是当地的特产，让同事拿给大夫们，毕竟以后恐怕也没机会再见面了。

同事赶紧把点心塞到他们的行李包里，看着他们颤抖着的背影越来越小，最终忍不住，落下了眼泪。

豆豆这样的故事每天都在上演，但带给我们如此大触动的孩子并不多。

我知道家长给小孩看病不容易，自己就曾有被患儿家长逼问的难堪场景。坦率地讲，我不愿从事小儿神经外科的工作，因为经常面对患儿家长的责难和来自于内心深处的感伤。

所以，只有当医生和患者相互尊重、相互扶持的时候，双方才会释放自己最大的能力去救治孩子。

哪怕最后结局不好，至少所有人都不后悔。

豆豆的经历、回族女孩的经历，让我对小脑肿瘤有了全新的认识。

这时，我遇到了亲手治疗的第一个患者—— 一个大点儿的孩子。

说来也好笑，我的这个患者，是一个世界杯球迷，而他患病的时候，正好是四年前的世界杯。

患者是个身材很好，笑容爽朗的大个子，我自认为个子不算矮小，可是和他站在一起的时候，还是显得"娇小"了不少。

小伙子发现自己生病的原因也是异常魔幻：之前的他在英伦求学，在那里生活了 3 年，由于不适应那里的气候，后来回国读书了。

此时的中国，正值世界杯酣战，年轻人怎能错过？于是趁着暑假，他开始了漫漫熬夜看球之路。

半决赛，东道主巴西对阵德国，大战不容错过。厄齐尔、克洛泽、穆勒领衔的德国队7：1大胜巴西，创造了历史。

可惜在南半球举行的比赛，比赛结束，天已蒙蒙亮。不耽误补觉，年轻人躺床就睡。可能是兴奋过度，咣当一声，小伙子不慎从床上摔了下来，头上哗哗流血，马上到医院。医生给缝了针后，他顺便做了个头颅CT，结果一检查，发现在小脑上有个病变。

全家人都被他吓疯了，可他自己反而态度挺淡定。

"当我们知道这个消息的时候，全家都傻了，简直一种天塌下来的感觉。"患者的父亲老王讲道，"这个孩子长这么大，我们父母一指头都没有打过，现在突然出现了这种事情，简直是措手不及。"

说到这里，他一脸恨铁不成钢地看了他儿子一眼，无奈地说："可你们猜猜他说什么？"

"说了什么？"

"他说——唉！"球迷的爸爸无奈地叹了口气，"他说反正病都病了，那就还是把球看完吧，不然死了也是不得安生，起码得让他知道世界杯的决赛结果啊。"

闻言我们扑哧一笑，不愧是世界杯的球迷啊，这时候还顾着足球呢。

"我们到处托人，查找名医，最终来到了你们这里，不管结局怎么样，我们都能接受。"老王接着说。

"在手术之前，我们也不知道它的性质，只有做完手术拿到病理才知道肿瘤性质，但是有一点可以保证，我们一定会尽力的。"我安慰着患者家属。

小伙子就这样被安排住进了医院，他也是不愧球迷之名，即使在住院的时候，依旧保持着热爱足球的乐天派精神，只要没什么事情干，就打开 ipad，美滋滋地观看球赛的最新动态。

那个特殊的日子，天蓝蓝的，能听到小鸟的歌声，伴随着解说员热情的"球进了——"他的笑容也变得格外灿烂。

我从门外看到他，无奈地摇摇头，一般来说，只要他不是过分熬夜看球，我也不想说他什么。

比起那些哭哭啼啼的患者，坚持自己的一点小爱好，起码足够安静、足够冷静。

几天后的早晨七点钟，患者被推进了手术室，手术室铁门紧闭。

家属在门外来回踱步，大夫在里面有条不紊地手术。

这是我第一次主刀应对小脑肿瘤，麻醉、气管插管、翻身、上头架，当第一刀将要开始的时候，我停顿了 2 秒，继续开始了工作，取下小脑的骨瓣，小脑的外衣是饱满的，"到底是什么肿瘤呢？"我问了下自己，紧接着剪开了小脑的衣服——硬膜，看到了病灶。

"冰冻回报，Ｉ级胶质瘤！"美小护大声喊道，这时候，手术室的气氛变得不再冰冷，变得自由起来。声音甜美的病理科女大夫又把这个好消息告诉我们，她自己却很淡定，我也很服气她不以物喜、不以己悲的淡定，看到病理科医生也会让我联想起穿着袍子、冷冰冰的法官。不算多严重的肿瘤，好在发现也算及时。这给了我们很大的信心，手术最终也顺利完成。

这也没有枉费他父母的一番苦心：从遥远的南方来北京求医，就是想有个好结果。

手术的结局让所有人都很满意，小伙子父母相拥而泣，哭着搂在一起，幸福来得太突然了。

小球迷术后的病理结果也很好，他的父母和医护人员都替他高兴。

等他醒后，他的父母长舒一口气，如果采访一下家属的感受，我想一定是经历了过山车一样的心路历程。

从突发疾病的失落，到手术室门口的焦虑，再到得知病理的狂喜，怎能不是过山车呢。

有趣的是小球迷的反应，他醒来的第一句话是：

"比赛怎么样？谁赢了？我买了彩票的！"

闻言我们都笑了，这一次，病房里没有了前途未卜的氛围。

过了一段时间，小球迷的病彻底康复，他离开医院的时候要了我的微信，我们一直保持着联系，几年过去了，我们渐渐成了朋友。

在人生低落点，医生跟他一起度过，这样的人生经历可谓泰山之交。

他跟我说感觉治病和看足球一样，永远都不知道结果会怎么样。

我问他："你当时怕不怕？我看你一脸满不在乎。"

他吐槽："怎么可能不怕，当然是怕死了。但是我爸妈都着急成那个样子了，我如果继续哭天抢地，岂不是更给他们添麻烦？算了算了，装傻顺便看球。"

原来如此，小伙子对父母的孝心，一时间让我肃然起敬。

这些仅仅是我接触的小脑肿瘤里的一部分，它当过可怕的病魔，曾吞噬了一些孩子的生命，也曾经和我们开过大大的玩笑，本以为要泪流满面，却没想到只是虚惊一场。

我对小脑肿瘤的研究不会停止，希望能够完全克服它。

也希望大家在遇到类似症状的时候，不要不当回事，千万及时就医，谨慎、谨慎、再谨慎。

毕竟谁也不知道，一时的耽误病情，会酿成多么可怕的后果。

2　颅内最美的肿瘤

——胆脂瘤

自从电视剧《心术》播放之后，我就经常会被亲友们询问里面的剧情。其中大家问的很多的一个问题，就是"医生真的会对肿瘤也进行美丑的区分？"

这个疑惑源自于电视剧里的一段情节，男主角科室的高年资医生在给患者治疗的时候，夹着切好的肿瘤和他的徒弟一脸得意地说："你看，这当官的就是不一样，肿瘤都长得比别人的漂亮，多精致。"

其实，看到那段剧情的时候，我也是哭笑不得的。

不过这个叙述没什么大错。

虽然我们没有和电视剧那样夸张，不过脑瘤大夫确实对不同的脑瘤会有自己一定的评价和认知。

我虽然没有给脑瘤选美的习惯，但在我心里，颅内最美的肿瘤莫过于一种，那就是，胆脂瘤。

胆脂瘤学名叫做表皮样囊肿，小名"珍珠瘤"。这样大家就知道为什么叫做颅内最美的瘤了吧？

我在学医的时候并不相信它有多么美丽，直到做了多个手术之后，才意识到它确实漂亮，说是珍珠一点也不为过，因为就好像是脑中存放的一枚枚珍珠一般。

我第一次取出胆脂瘤的时候感觉仿佛是在从一枚蚌中挖出珍珠，那种如获至宝的心情可能患者理解不了，但作为医生，都会懂。

这种肿瘤是先天性的肿瘤，是胚胎残存的组织，由于包膜不停地分泌脂屑类的物质，因此肿瘤会慢慢增大，大到一定程度就会产生相应神经压迫症状。

有患者出现三叉神经痛，以为是牙引起，不停地拔牙，后牙槽的几颗牙都拔完了还是牙疼，像放电一样疼，最后行头颅检查才发现颅内长了胆脂瘤。还有的患者以为是原发三叉神经痛，做微血管减压，术中探查发现是神经被胆脂瘤压迫导致神经异常放电。

胆脂瘤的磁共振检查有一种特殊的序列叫做弥散加权成像DWI，不管是术前还是术后一定要做这个序列，这样可以很好判断肿瘤的切除程度、复发与否等。

我曾经接诊过一个胆脂瘤的患者，有趣的是，他是一个美术学生。

不同于其他的患者，他非常配合我们的治疗，甚至在我们忙不过来的时候，自己主动填写病历。令人汗颜的是，他写的字比我们的漂亮多了。

他虽然不学医，不过他的父母也是医生，可能是出于医生和医生的惺惺相惜，在对他的治疗上我感受到了前所未有的轻松感和被配合感。因此忍不住观察了他很多，也更加熟悉这个学生患者。

他平时很喜欢画画，来住院时就带了厚厚的一本素描册。

先是把病房的场景画了下来，不同的角度、不同的时间各自一张。

紧接着给同病房的患者一人一张肖像，屋子里的另一个青年对他崇拜得不得了，说他画得形神兼备，好看极了。

再到后来，他表示想给我画一幅肖像，我谢谢他的好意，不过婉拒了他的提议，毕竟日常忙得很，实在是没有时间配合。

"你当初为什么要学美术呢？"有一天检查完各项指标后，看着他认真描摹，我忍不住问他。

"嗯……可能是因为我从小就喜欢漂亮的东西吧。"他一边吃苹果一边回复我，"每当我看到各种漂亮东西的时候，就特别兴奋开心，总是想把他们记录下来。"

"所以选择了美术？"

"对啊，你虽然喜欢漂亮的东西，可是如果没办法把那一瞬间的美记录下来，大脑会在几天后把这段记忆筛选掉的。"说到这，他的脸色一下子变得不太好看，"所以我实在是看不透人体的功能啊，奥妙太多了，掌控不了，只能按照它的规则来行事。"

闻言我忍不住笑了，他说的虽然别扭，不过确实如此。

"其实，你的病在我们眼里也很漂亮。"我和他补充说道。

"什么？"

"你知道你得的是什么吧，胆脂瘤，这种肿瘤在肿瘤中是最好看的，不同于其他的血肉模糊的画面，我们在切除胆脂瘤的时候，偶尔还会有欣赏美好的感受。"

"对于病患来说，这可并不是什么美好的感受。"

他一脸嘲讽地怼了回来。

"那倒也是，不过你放心吧，这个手术其实不难。"

小美术生不再理我，我想他可能是因为想到脑中的肿瘤，心情变差了吧。

有趣的是，小美术生似乎把我的话放在了心里。

第二天检查完后，他拉住我，冲我撇了撇嘴，说："胆脂瘤哪里好看了，白乎乎的，毫无美感。"

"是吗？"

"是啊是啊，一想到自己的脑子里长了这么个东西，我就觉得好恐怖啊。"

看着他接连不断吐槽的样子，我在心里想，某种意义上说，胆脂瘤确实也挺"恐怖"的。

胆脂瘤长在颅底，有见缝就钻的特性，因此手术全切非常困难，绝大多数都是把包膜下的脂类切除，真正做到包膜完全切除，基本不可能。除此之外，胆脂瘤在手术后并不能够完全康复，相反还可能得一些术后并发症。

比如胆脂瘤的患者术后极易出现化学性脑膜炎，就是因为脂类物质容易散落在蛛网膜下腔，导致患者术后会顽固发热，尽管医生术中已经非常注意并且用激素盐水反复冲洗，有的患者还是会发热。所以不管医生还是患者都需知道疾病的这个特点，以做好充分准备。

胆脂瘤的术后还有一个严重的并发症，就是容易出血，这是由于化学性的胆脂类物质对血管壁的刺激，导致血管壁薄弱，就像暖气水管内壁年久了被铁锈腐蚀一样，以前我们科室医生对胆脂瘤术后一周的情况都特别害怕，曾经病房里连续出现术后一周出血的病例，大家谈"胆脂瘤色变"，现在随着认识与经验的增多，胆脂瘤术后出血的病例越来越少了。

我忽然发自内心地觉得现在的孩子实在是足够幸运。

在我们过去，无论是怎么样的肿瘤，都是神秘且可怕的存在。长在脑子里的更不用说，这就意味着死亡如影随形。

曾经，人们得了脑瘤就仿佛天塌下来一样可怕。

而如今，我们医生也能在做手术的时候欣赏一些肿瘤的美丽，某种意义上来说，这或许就是医学不断进步带给了我们充足的安全感与自信。

现在大家对脑瘤已经有了充足的经验，知道一步步会发生什么问题，知道如何处理，知道发病率其实很低，所以我们游刃有余、毫不畏惧。

胆脂瘤属于良性肿瘤，即使是不做手术也不是不可以的。虽然可能会恶变，但发生率很低，当医生这么多年，我也只遇见了一例。那是我读博士生的时候，一个患者惧怕手术，6年后病情加重，病灶出现了强化，病理是鳞癌，记得我还把病例情况写了一篇文章发表。

所以说，如果已早期发现，患者已经有了相应的症状，还是要尽早手术。手术虽然可怕，不过能够更好地解决问题，从这点上来说，手术的意义很重要。

手术即将来临，在开始之前我忍不住询问了一下小美术生对手术的态度。

"假如不做手术也不是不行，你会不会想不做手术？"

本以为他会给我肯定的答案，没想到他却摇了摇头和我说："该做还是要做的，该吃的苦还是得忍耐的。"

"这样啊。"

"另外，"他的脸有点红，"郝大夫，我挺好奇胆脂瘤长什么样的，手术成功之后，或许再看胆脂瘤的照片，我的心态会有完全不同的转变吧。"

闻言他塞给我一张素描，我细细一看，才发现是一张胆脂瘤的速写。

我明白了他的意思，回到办公室开始悉心准备。

他其实是用画作表达他对手术的不安和害怕，而在这时候，我需要提供的就是笃定的自信和足以保证安全的精湛技术。

虽然这并不是一个多么严重的手术，可我还是会尽我最大的努力，保证他的安全。

手术在几天后顺利完成，做得很成功。

术后也没有出现并发症，这孩子可以说，真的挺幸运的。

等他恢复意识后，我如约陪他重新看了看胆脂瘤的照片，这次他没有故作镇定，也没有暗藏恐惧，反而是认真地看着曾经长在自己脑中的肿瘤是什么样子，看完后他的神色很平和，对我说，谢谢您，大夫。

最终，那个小美术生顺利康复，在他出院的时候，他一边表达了对我的感谢，一边认真地说："我现在可以理解你们的感觉了，说真的，我都觉得，这肿瘤蛮好看的，也许是因为我爱美，所以长的脑瘤也是个美丽的肿瘤。"

闻言我们忍不住笑了，有惊无险之后，适当的调侃也是医患感情的一种升华，不是吗？

我们总有那么一个过程，对疾病，从恐惧到淡定。

作为医生，我非常清楚，在这个过程里，我们需要付出怎样的努力和艰辛。

看到那孩子最终不再害怕疾病，我感到非常欣慰。

对于颅内最美的肿瘤，我们就讲到这里吧，想想术中看到的珍珠一样的肿瘤，真是极漂亮呢。

——只是，它如果没有真的长在脑子里就好了。

3 颅神经上长的肿瘤

你们见过面瘫吗？

年轻的小朋友可能在二次元动画里听说过这个名词，我曾经以为指的也是疾病，谁知道后来被小朋友科普才知道：在动漫里，面瘫指的是寡言少语，没有多少表情的人。

那么现实中的面瘫指的也是这个吗？

并不是。

现实中的面瘫，指的是一种疾病，最常见的症状，就是患者无法控制面部表情，嘴斜眼歪。

说起来，我最近接诊了个同学。

他的运气非常不好，在婚礼前一天突发面瘫，整个婚礼过程仿佛在"做鬼脸"，看起来酷酷的。明明夫妻两个人是初恋、恩爱十多年的模范情侣，可看他们的婚礼，总感觉是一场包办婚姻。也不能怪大家多想，毕竟妻子欢天喜地，丈夫却毫无喜悦……这对比实在是太强烈。

尤其是两个人合唱《今天你要嫁给我》的时候，那位倒霉同学磕磕绊绊、口齿不清，搞得来宾哄堂大笑。

我们这些没参加他婚礼的同学，在看视频的时候都笑疯了，这场又好笑又好气的经历最终变成了同学聚会上的一个常开不败的段子。

那位同学也时不时怒气冲冲地和我说："郝哥，你可得给我做主，你告诉他们，面瘫并不是故意的好嘛！"

是啊，面瘫确实不是故意的，真的是一种疾病。

如果大家现实中看到有人突发面瘫，不要嘲笑他们，赶紧送医院才是要紧的。

不过今天和大家讨论的疾病，并不是面瘫，只能说和面瘫有点关系。

作为一名脑瘤医生，偶尔也会有人问我，有和面部有关的肿瘤吗？

确实有。

在人的大脑深处，有 12 对颅神经密密麻麻爬行，它们控制着人类的表情、面部感觉、听力等等。它们有的时候也会长肿瘤，就是颅神经肿瘤。

颅神经瘤比较常见的种类主要分为两种，一种是听神经瘤，另一种是三叉神经鞘瘤。

先说说听神经瘤。

听神经瘤是颅内较常见的良性肿瘤，谈到听神经瘤，顾名思义就是听神经长出来的肿瘤。其实是听神经的一部分叫做蜗神经这段长出来的肿瘤。

为什么会长肿瘤呢，跟一个叫做 NF2 的基因相关，这个基因如出现了问题，听神经上就可能长肿瘤。这个肿瘤与打手机的关系暂时没有定论，但若总是抱着电话打，也不是太好。

听力减退和耳鸣是听神经瘤最常见的早期症状，听神经长了肿瘤，肿瘤就会刺激神经，就像用指头拉小提琴一样，出现了杂音，或是像开水壶的鸣音。随着肿瘤增大，神经被破坏，就出现听力减退。

有一种疾病叫突聋，突聋的发病率远比听神经瘤的发病率高，年轻人劳累后会出现突聋，活血治疗后听力会恢复，但是听神经瘤的听力是不会恢复的，发生突聋后如果听力好久没有恢复，做个头部 CT 是必要的。

听神经肿瘤增大压迫小脑时，患者会走路不稳，压迫后组颅神经会咽不下东西，不过大多数患者到不了这个阶段就会发现身体的异常，来医院就诊，也有一些粗心的人到了中期才会看病。还有一些更粗心的患者，肿瘤继续增大直到出现了脑积水才来看病，视力也下降了，这就是听神经瘤的较晚期表现。至于到了听神经瘤终末期，就回天乏术，扁鹊也治不了了。

我那位同学就是在我这做的手术。

婚礼结束后，他的面瘫慢慢好了，但是耳朵开始没日没夜地响，被他媳妇架着送来了我们的医院，同时过来的还有同学们。

他最终诊断下来是听神经瘤，不过好在发现及时，没到晚期，也没有什么比较大的毛病，动手术就好。

我不是很懂他这个钢铁直男是怎么得这么个病的，后面一问才知道，他为了婚礼上表现好，天天抓着手机练歌。

虽然说他患病的原因和这个应该没什么关系，不过这个原因再次引爆了大家的叉腰狂笑。

"为什么你练习了那么多遍，练习得肿瘤都长出来了，结果还是把歌词忘了？"

他说也不知道咋的，越是想唱，舌头越是转不过来，感觉就是大舌头，其实这就是听神经瘤比较大，压迫了舌下神经而已，普通百姓哪里会知道这些。

确诊后果断安排手术，手术治疗还是听神经瘤的主要治疗手段，而且随着我们经验的积累，手术技术非常成熟，风险比起其他的肿瘤真的不算高。

"郝哥，我的小命可就全在你手里了。"

老同学可怜兮兮地看着我。

"行了吧你。"我笑着安慰他，"哪有那么大的事情。"

话虽讲得轻松，但是我内心的压力还是很重的。听神经瘤中期可能导致面瘫，面瘫也是听神经瘤最常见的术后症状，现在术后面瘫的发生率逐年下降，不需要太担心。不过假若他真的再出现面瘫，我可能没法向其他同学交代。

手术前，我专门拜会了神经电生理室的乔主任，同学的听神经瘤需要请她亲自出马，保驾护航了。在细如绦丝一样的神经上剥离肿瘤，除了精湛的手法外，还需要仪器的监测，在仪器监视下，首先可以发现神经，然后再慢慢剥离，就像探地雷一般。乔主任大大的眼睛，属于资深美女级的人物，一般情况下只做幕后判读，很少亲自出马。我向她介绍了病情，乔主任爽快地答应了我的请求，从乔主任办公室出来，我仿佛夏天里喝了冰镇北冰洋，同学的手术有保障了。

和我预想的完全一样，老同学的手术进行得非常顺利，他的肿瘤完整切除了。

"小郝，电生理显示，面神经无比通畅。"大眼睛乔主任干脆利落的言语宣告这次手术完美成功。

术后，同学逐渐康复了，没有面瘫发生，毫无疑问这是听神经瘤手术的完美之作。并且，他的听神经瘤挺大的，瘤内有卒中激化，主任手术台上不停说："怎么长这么大的听瘤，居然还跟我们大夫是同学，你这个大夫不称职哟。"

后来同学来谢我，说要请我吃好吃的，并且叫上了几个同学一起吃了顿饭。

酒过三巡，大家感慨疾病来得实在没有原因，并且恰巧在婚礼前发病。大家看我一脸淡定，问我为什么没有感想，我说，我早习惯了。

在医院这么多年，生老病死、生离死别，全都看惯了，啥都不是事儿。

实际上他的肿瘤已经算幸运了，毕竟只是听神经瘤。

三叉神经鞘瘤是另一类颅神经肿瘤，相比较于听神经瘤，形态更多变，病情更危险。

说到三叉神经，给我的印象，就是像一条小径一样，承载着跳动的电波，它从桥脑侧方发出后，从后颅窝向前颅窝发展，发出不同的分支，支配着眼泪分泌、咀嚼、面部感觉等与生活密切相关的功能。

既然是承担着和我们生活中密切相关的功能，那么倘若在这里生了肿瘤，其危害也是难以估量的。

面对三叉神经鞘瘤，我们唯一的策略也是只有做手术将它切掉，可这个过程可能会更辛苦，同时需要格外小心，毕竟它的术后症状更可怕。

三叉神经鞘瘤术后的神经损害会导致不同的表现，发生在眼支会导致眼部感觉异常，眼泪分泌困难、角膜溃疡，最后失明；发生在上颌支会使颌面部感觉麻木，发生在下颌除了腮帮子麻木外，咀嚼也会受到影响，吃饭没劲，而且老咬腮帮子，自己却感觉不到。如果发生在三叉神经主干，以上的三支症状都有可能出现。

我曾经接诊过一个来自临沂的老阿妈，她在下颌支长了巨大神经鞘瘤，我们经诊断、研讨并确定手术方案。

手术做得非常成功，我们也都很开心，可是术后老阿妈就是不舒服，经常让她的护士女儿带她来北京复查。

我后来见过她几次，老阿妈状态好了不少，她的女儿也向我多次道谢，不过变好的状态并没有阻止老阿妈复查的速度，这也说明尽管肿瘤成功切除了，神经功能确实受到了损害。在目前的手术技术条件下，三叉神经肿瘤的全切除已经不成问题，但是三叉神经每一支的保护仍是难题，看不见的神经损害（不像听神经瘤术后的面瘫，一眼就能看出）才是需要倾力去解决的。

从这个角度上来说，我这位老同学真的算幸运，术后完好如初地回了新娘子身边，过上了幸福的小日子。

和同学们吃饭后，我开车回家，看着路边的风景，忽然想到：回家要做什么呢？回家也是看病例做 PPT，实在是没意思，倒不如"浪一把"，世界这么大，我要去看看。如果注册个滴滴专车司机，去拉客人聊天如何？

说做就做，马上注册了专车司机，开始了周末的约车之旅，开着车，漫无目的地闲逛，没过多久就拉过几个不同的客人，有满身油烟的餐馆师傅，有去报废斯柯达车的夫妇，还有去 K 歌的四小妹，这样的周末也算悠悠。

"您是做什么的呀？"打车的小妹妹问我。

"我啊？我是一个医生。"

小妹妹闻言瞬间变得一脸崇拜："您是医生啊，真厉害！"

"谢谢，并没有多厉害呢。"

"您平时很忙吧。"小妹妹说。

"是啊，开车就算是休息了。"

送走小妹妹后，我脑中回味着这组对话，我忍不住寻思，要不做个司机算了，司机可是比医生轻松多了。

毕竟，医生太累，要考虑的问题太多了。

尤其是像我们这种涉及大脑肿瘤的医生，每天面对的问题更是数不胜数。

即使是颅神经上并不会致人于死地的肿瘤，我们也需要慎之又慎、笃之又笃。

举个例子，做手术的时候，全切还是不全切？

肿瘤全切和功能保护是统一又是矛盾的，在矛盾发生时，我们要选择哪一面呢。拿听神经瘤来讲，手术追求的是肿瘤全切除的同时面神经又要得到很好的保护。前几天，世界著名的弗朗哥教授在我院演示手术，手术时他觉得神经监测不满意，做了一半肿瘤拂袖而去，手术室咂舌不已，但是不能说美国教授的选择不对，他追求的是神经保护和生活质量，无可厚非。

除了这类问题之外，还有许许多多需要我们探究的地方。

滴滴软件让我这个医生摇身一变成了快车司机，但是没有软件能把司机变成医生，医生的门槛太高了，我们一直在追求让患者最好的生活质量，这绝不是像司机一样服务态度好就能实现的，远远不是。

谁让我们当了医生呢，做司机只需要顺着导航把客人送到目的地，可我们需要考虑的，不仅手术中的安全，手术后也很害怕会不会出现什么后遗症。

不过当兼职司机的想法很快就被我抛弃了。

那天回到家后，打开同学临走时候送我的盒子，这时候才发现里面是一本相册。

我翻开相册，不由边看边笑。

相册里放着我们过去的照片，照片因为年代久远，早已泛黄，可是记忆却瞬间涌了上来。记起我们相识的那天，记起我们两个瞒着老师逃课去爬山，记起我们约好一起学医，结果我考上了医学院，他却去学了历史。

我们好久没见了，如果不是婚礼后他太太风风火火把他带到了医院，恐怕我还要很长一段时间才能看到他。

这时候我忽然觉得当医生其实挺好的。

虽然我们的生活很清苦、很累，有很多的压力，不过我们在时间的浸润下学到了一身本领，救助危难中的病患。

虽然我所在的神经肿瘤科是医院里病患救治难度最大的科室之一，但一天天与病患的相处，都能够让我们对生命更多悲悯、更多感悟。

或许，这就是医生的快乐所在吧。

4　围产期的脑瘤

最近朋友给我介绍了一个患者。

小周，一个清秀的女生，皮肤非常白皙，吹弹可破，说话轻声细语，看起来是个很文静的人。

她的丈夫和她的性格也差不多，是个温润如玉的谦谦君子。

两个人走在一起的时候，女方经常想起什么，偷偷地和男方说，两个人笑着靠在一起，实在是非常地登对。

但每回我看到他们的时候，总是笑不出来，为他们捏一把汗。

女生得了脑瘤，并且此时她正身处分娩围产期。

什么是围产期，顾名思义，就是指生孩子前后，医学上指怀孕 28 周到产后 1 周的这段时期。

我个人觉得，这 13 周从医学上讲远远不够，应该从怀孕到产后 1~2 个月来算。

在这个时期如果脑部长肿瘤或是脑血管瘤出现症状，是非常危险的，也是非常罕见的，每次遇到这样的事情，我都很是头痛。

我曾遇见几个这样的围产期患者，不平凡的救治过程让我印象深刻。

萍萍，一个从河南来诊的 28 岁女患者，刚生完孩子就突发难以忍受的头痛，她回想起来其实在生产前两个月已经有了听力下降。她来我这里的时候，情况已经非常危险了，当地 MRI 提示颅内巨大听神经瘤，合并脑内严重梗阻性脑积水。

　　面对这样的重症患者，天坛医院神经外科启动特殊程序，立即对患者进行多学科会诊并制订了严密的手术方案，决定先行脑室腹腔分流缓解颅压，二期行肿瘤切除术。

　　经过了一番治疗，产妇终于脱离了生命危险，当看到产妇和丈夫哭着向我们道谢的时候，我觉得医生的这一番努力是值得的。

　　但另一个产妇就没那么幸运了。去年医院接诊过一个脑动脉瘤产妇，她怀了一男孩，家属想生产后再治疗脑动脉瘤。谁知，短短的 30 分钟剖宫产，由于腹压变化，脑动脉瘤破裂，孩子保住了，产妇却失去了生命。虽然说面对这样的危难时刻，保大人还是保孩子，谁也不能保证。但这样的患者，一旦陷入危险，医生也无回天之力，每每遇到这样的病患，我就感到非常难过却又无可奈何。

　　围产期的脑瘤话题太沉重了，幸好此类病例不多，脑外科医生一辈子也可能遇不到一例。

　　我也不知道自己是幸运还是不幸，短短几年就遇到了好几个这样的案例……

　　小周是即将生产的时候被确诊脑瘤的。她孕 38 周出现了癫痫发作，家人发现不对劲，马上叫了救护车送到医院。

在监护室经过两个小时处理后，我见到了家属。她丈夫年龄不大，中等个子，来到医院第一句话就是大声说："我的老婆怎么样了，求求你们救救我老婆？！"声音在发抖，眼睛里满满的都是泪水。

产妇此时神智暂时恢复，看到这幅场景脸刷地红了，说道"老公，我在这呢，没事啊！"

原本紧绷的气氛一下子放松了下来，大家都忍不住笑了。

小伙子脸颊羞红了，态度平静了许多，不过从言语中能够感受到他的焦虑，但在产妇面前，他却始终保持着笑容和温暖。

我打开她的片子，一看是非常明确的额叶胶质瘤。

我建议产妇先把孩子生下来，等过了围产期再来接受手术，他欣然同意了。

"这就拜托您了啊，郝大夫。"

小夫妻笑眯眯地看着我。

但我发现，产妇的手是在发抖的。

小伙子不动声色地握住了产妇的手，产妇苍白的脸色变得红润了一些。

我在心里告诉自己，一定要尽力帮助他们渡过难关。

围产期的脑瘤发生率很低，但是如果遇上了就极其危险。这个阶段，相关的脑疾病常见的有：脑血管瘤出血和脑肿瘤。

为何在这样的时期会发病？究其原因包括两点：

首先是怀孕后激素的变化，许多肿瘤的发生与激素密不可分，如脑膜瘤、垂体瘤等，怀孕后为了维持胎儿的成长，孕激素大量分泌，在滋养胎儿的同时也会导致怀孕前已经存在的脑瘤迅速生长，胎儿长大的同时肿瘤也会长大。这时颅内高压导致的呕吐与早孕呕吐就会重叠，容易导致延误治疗。

那例巨大听神经瘤的患者，她的肿瘤肯定不是怀胎十月才长的，只是怀孕前未发现而已。

如果在怀孕前已经发现脑瘤，要慎重选择治疗方案，能在备孕前切除的最好处理完脑瘤再怀孕。如果在怀孕过程中发现肿瘤要严密监控。

对于怀孕后发现的脑瘤患者，治疗方案包括：需要手术的，在孕早期流产后处理肿瘤；不能流产的则严密监控，待胎儿成熟后，能产后处理的在生产后处理，如果非常危急，那只能提前剖宫产后再切除脑瘤，特别危险的只能先切除脑瘤再剖宫产了。

另一个导致围产期脑瘤迅速加重的原因就是在生产的过程中或生产后腹压下降，颅压出现波动，导致颅内血管破裂出血，这对于脑动脉瘤更常见。

小伙子的妻子小周属于前者。她在怀孕的过程中体内激素变化，脑瘤以一种让人惊讶的速度生长。再加上怀孕阶段的劳累和压力，也进一步加重了疾病。

小周就这样在医院住了下来。

对于我们医生来说，围产期的病患毫无疑问是重点关注对象，除了我每天要去诊察，其他的医生有时也好奇地去围观。

产妇的性格很好，她总是笑眯眯地在那玩手机，如果有人和她说话，就直视着对方的眼睛认真回答。看到小伙子天天都陪着她，认真地帮她处理垃圾，帮她擦身体，给她讲有趣的事情。偶尔还会趴在产妇的肚子上，听听孩子的声音，表情幸福而安定。

"我和她是一见钟情的，准确来说是我一见钟情。"

有一次，小伙子不好意思地和我们说。

"当时我才大学一年级，刚考上大学，什么都不知道，只觉得眼前的一切都很新鲜。人也紧张啊，谁知在学校里走着走着就迷路了，于是遇上了她。"

"然后呢？"

"我当时慌不择路赶忙找人问，顺手就把她拦住了，拦住她的瞬间我就呆住了——我的天，我是从来都没见过这么漂亮的女孩子！当时我差点没忍住说出来，估计怕被她打一巴掌吧。"

"后来呢后来呢？"身边的女同事忍不住问。

"后来我就下定决心追她了。每天给她送礼物，然后在宿舍楼底下等着她。然后各种约她出去啊什么的，我追了几个月，她终于答应了和我约会，结果约会的那天，她居然把她室友带上了！"小伙子一脸愤愤不平，"这事我记恨她一辈子，哼。"

"感觉你们感情很好呢。"我感慨道。

"实际上我们的感情是我争取过来的，她爸妈不喜欢我，当时市长公子也追她，他们希望她和市长公子好。我们小城市，能独立买房的年轻人不多，当时市长公子就自己买了房子，所以他们觉得那人有本事。我是不服气啊，我喜欢的姑娘凭什么被抢走，我就也努力赚钱，发现家乡赚得太少，我就跑到了上海，谢天谢地她愿意等我，工作两年多回来，终于攒齐了一套房的钱，我二话不说写上她的名字，这样二老也不说什么了。"

大家听完，不由地为小伙子的自立自强而感动不已。

"不过说真的，我老婆是真的爱我，她明明有更好的机会，却还是选择等我，现在她在低潮期，我无论如何也不能离开她。"他说到这里，叹了口气。

我们一下子不知道说什么，只好默默散开。

由于出现过癫痫，患者需要服用抗癫痫药，不能母乳喂养孩子。

待产的过程是艰辛而紧张的，我们都紧张兮兮地盯着她，生怕她出一点问题。

数周后，早产。

大家都格外紧张，因为在生产的过程中很有可能刺激到肿瘤导致进一步病变。

　　好在一切都很安详，孩子虽然早于预产期出生，但一切正常。

　　产妇从产房被推出来的时候，小伙子满脸的泪水，握着她的手，小声说着你辛苦了，你辛苦了。

　　一旁的女同事不由感慨小伙子的温暖，很多家庭生了孩子之后首先关心的是孩子的死活而不是产妇的安危，所以不少产妇在生完孩子后会出现抑郁。不过产后抑郁的病因是多方面的，家人的态度只能说是其中一个。

　　"一个好老公，真的比什么无痛分娩，什么月子会所都重要。"

　　说完我们暗暗点头。

　　虽然母子平安，不过由于是早产，且产妇不能用母乳喂养，所以小家伙在出生后的一周里只能在暖箱中度过。

　　整个过程孩子的父亲没空去看他，而是一直陪在产妇的身边。

　　"宝宝没事就好，但你更重要，等你没事了我再看宝宝。"

　　面对产妇的催促，小伙子总是会重复上述的话。

　　孩子终于从暖箱中拿出来了，用奶粉喂养。

　　小伙子一脸得意地拿着一盒盒的奶粉给我们看，说他下了足够的功夫，选的奶粉安全又营养。

在住院期间，小伙子还和我们聊了很多，比如他怎样在上海打拼赚到了房子的首付；比如他和他的妻子都从事高端留学的教育培训；还有他和老婆日常生活中是怎样恩爱相处的……

小伙子为了家庭幸福，做了许多的规划，他们原本今年要参加一个MBA的培训班，结果突如其来的疾病搁浅了两个人的计划，但他表示只要太太病好了，就立刻继续学习。

"当今社会是一个终生学习的时代，是最拼的时代也是最好的时代，作为年轻人，即使家境普通，我们也可以通过努力创造自己的美好未来。"

这对夫妇对生活的态度感染了我们，是啊，他们面对疾病都能够如此乐观积极，我们健康人，又怎能不多努力一些呢？

孩子四个星期大的时候，产妇接受了手术。整个手术过程非常顺利，没有出现任何纰漏。这不知道是小伙子的果敢与坚毅感动了上苍呢，还是对我们医生精湛技术的回报。

总之，我们原本悬着的心就这么放了下来。

等走出手术室的时候，我冲小伙子比了个大拇指，他这次没有哭出来，他笑得格外自信、阳光。

孕妇的恢复也是格外迅速。

等到手术后的一个月，两个人已经一脸兴奋地问我能不能出院后去俄罗斯旅游。

此时的北京正值盛夏，天气炎热，产妇抱着孩子，和小伙子开心地畅想此时的俄罗斯是多么凉爽，贝加尔湖的景色会有多美。

我听着忍不住笑了，和他们说没有问题。

这可以说是我见过的让我心情最好的病患之一了吧。

两个人积极乐观地面对生活，面对疾病也没有多么害怕，反而是自信淡定，最终真的战胜了病魔。

就在前阵子，我收到了他们的消息。

他们乘坐了著名的 Z2 路列车，从北京到乌兰巴托，再到莫斯科，六十多个小时的火车，沿途的风景美不胜收。

我收到他们发来的照片，是蒙古翠绿的大草原，是深不见底的贝加尔湖，我更是看到了两张笑容洋溢的脸。

年轻努力的朋友，祝你们生活幸福！

5　与艾滋病脑病患者面对面

艾滋病（acquired immunodeficiency syndrome，AIDS）是一个敏感词汇，人们提到艾滋病，一般会和绝症、死亡挂钩，所以"谈艾色变"这个词汇即使在我们医生眼里也觉得一点不过分。

这是一种危害性极大的传染病，由感染艾滋病病毒（HIV）引起。HIV可以把人体免疫系统中最重要的CD4$^+$T淋巴细胞作为主要攻击目标，并大量破坏该细胞，使人体丧失免疫功能。

一个人免疫功能丧失的时候，可能空气中的小小尘埃，或者一点点感冒，就能够让他痛苦不堪。

作为一名脑外科医生与艾滋病患者接触机会不多，行医多年只是偶尔邂逅几个艾滋病患者，但患者痛苦不堪的样子让我难忘、心生不忍。

在写这本书的时候，我暗暗告诉自己，要把类似的案例记下来，毕竟，只有让更多的人认识、了解艾滋病，才能更好地预防、治疗它，艾滋病患者才能享有更多平等的权利。

细细想来，我曾经接触过三个艾滋病患者。

一个是31岁的东北青年，笑容爽朗，非常阳光可爱。

他因为头痛来急诊看病，初步检查CT发现小脑有低密度病灶，于是神经内科转诊到神经外科，追问这个青年就诊前有没有发热病史，发现他既往曾有肺结核病史。给他检查的神经外科医生首先考虑"结核性脑膜炎"，建议他到结核病研究所排除结核性脑炎。经结核病研究所初筛排除后，他又返回了神经外科。

经过这接连不断的折腾，小伙子看起来疲惫不堪，我第一次见他的时候，他和他的父亲坐在一起。明明已经困得眼皮打架，但还是抬起眼睛，冲我笑了笑，说道："医生好。"

"你好。"我回复道。

"医生，我到底得了什么病啊？"他无奈地问我，"怎么感觉就是一直在不停地检查，跑来跑去感觉头都要炸了。"

"这是正常的。"我忍不住笑了，"做医生也是要望闻问切，仔细核对的，不然随便诊断病症，那是对你们不负责任。"

"说的也是啊。"

他边说边感慨着耸耸肩："毕竟，都来到天坛医院了，估计也不是什么好病。"

青年消极的态度一时间让我不知道怎么回复，某种意义上他说的并没有错。我想，或许他多多少少意识到了自己疾病的严重与生命随时逝去的危险，所以才一边笑着说话，一边肩膀发抖吧。

他的父亲是一位老实的、典型的农民，听到儿子的言论，他先是一脸严肃地拍了他两下，然后才转过身，笑着和我说："医生，辛苦您了。"

这位父亲看上去平和笃定，且对我格外的信任。我为患者安排了入院前的检查，头部磁共振及专家会诊。

本以为患者在等待住院这段时间不会出什么大问题，谁知四天后我再到急诊，患者的父亲和护士一起告诉我患者意识变差，看起来情况很不对劲。护士在旁边小声地和我说了他的情况，边说边摇头。

闻言我的神经马上紧绷起来，小脑病变、脑疝……几个危险的名词瞬间从我脑海中蹦了出来。

"神外，抢救室会诊。"急诊女医生又喊我了。

急诊科的女医生，大大的眼睛，乍一看跟"小燕子"有几分相像，工作起来干练、火爆，对我这样的高年资医生时不时也会毫不客气地呵斥两句，口罩和护目镜掩不住她娇媚的脸，我知道她们的工作性质决定不能"温柔"，所以每次她向我呐喊的时候，我不觉得反感。

到床旁一看，患者意识模糊，我尝试叫他的名字，可是他无法睁眼，呼吸微弱，我马上下达指令，让护士给他准备了气管插管。

经过一番抢救，好在是捡回了一条命，但情况有待观察。我到工作台看了他头部 MRI 影像片子，发现小脑存在广泛性病变，就像天女在他的小脑散了花一样。

怎么回事？我感觉怪怪的。但是我仍然考虑炎性病变，如此弥漫的病变应该是炎症，可到底什么炎症，是什么病菌形成的炎症呢，我一时间不知道怎么判断，脑子中一个大大的问号。

我又翻了下患者的病例资料，看到入院前检查结果，我惊呆了，HIV 抗体阳性这几个红色的大字出现了，另外梅毒抗体也阳性。

这个年轻人……患有艾滋病。

说真的，在看到这个结果之前，我不敢想、也不愿将这些结果与这个 30 岁出头、笑容阳光的年轻人联系起来，但是结果告诉我我并没有看错。

由于疾病的特殊性，最终将患者转诊到了传染病专科医院，再后来的事情，我不得而知了。但多年来，那个复杂的传染病化验单报告让我难以忘记。

另一个患者，是一个看起来笑容温和的老太太。

但她需要做的手术，一点也不温和。

她是一个颈部巨大占位的病患，由于肢体瘫痪合并呼吸障碍，入院当天就安排了急诊手术。

手术在三层西 8 手术间进行，由于是一个血供极其丰富的肿瘤，在切除的过程中，用浴血奋战四个字来形容，可以说一点儿也不夸张。

创面不停出血、渗血，烧灼血管，压迫止血，再压迫再烧灼，扩容、输血，凡是可以用的方法，我们都用了。

在手术结束的时候，我们几个人的口罩上、手术服的胸前都溅了好多血点。手术室的地上也是许多血渍，场景一片狼藉。

幸运的是，术中虽然很惊险，但是术后患者的情况和她的性格一样温和、平稳。

想到这个老太太颈部巨大的肿瘤，我总感觉不对劲，不知道为什么总是会回忆起那个得了艾滋病的东北青年。

我的猜测没有错，果不其然，术后病理证实了她是艾滋病相关的肿瘤，卡氏肉瘤，艾滋病抗体亦阳性。那一阵我们几个手术的医护人员也接受了检验科感染专员的问询。

这是一台出血汹涌的手术，到现在我还能记得手术间的名字，"西8"。虽早已搬入了崭新的医院，但是西8的手术记忆犹新。

这两个患者带给我极大的触动，构建起了我对艾滋病最初的认识。

我也一直以为，艾滋病更多的是在青年人、中年人身上发病。

可我没想到，某一天我接到了一个小小的艾滋病患者，他只有六岁。

当时，一对外地父母抱着昏睡的孩子来到了我的诊室，苦苦哀求我一定要救救他们的孩子。

"大夫，大夫，求求你了。这是我们唯一的孩子啊！"

"好的，你们别激动。"面对情绪激动的家长，我赶忙试图安抚他们的情绪，然后检查患儿的情况。

这是一个6岁的小朋友，他意识模糊，看起来睡得正香，圆圆的脸蛋像个红苹果非常可爱，但是面部表情又不自然。

急诊医生的本能反应告诉我，有事。

我赶忙开启绿色通道模式、急诊抽血、CT检查，CT发现孩子颅内有一个巨大的丘脑肿瘤，而且这个肿瘤破了，专业名字叫"肿瘤卒中"。

看到这个结果我立刻严肃起来：这可不是小事！马上联系儿科病房会诊，可能需要安排急诊手术。

小朋友的父母在一旁手足无措地看着医生跑来跑去，他们的脸色逐渐变得惨白，我们什么都没说，不过我想，他们已经猜到了孩子的情况不容乐观。

这时，孩子的母亲忍不住小声哭泣了起来，而父亲一边紧紧盯着我们，一边又要安慰下自己的妻子。

面对这样的情况，我顾不上安抚他们，这时候孩子的病最重要，我们只能抓紧专家会诊。

然而，专家会诊的意见并不乐观，病变长在了大脑的核心部位，孩子脑内是丘脑胶质瘤可能性大，预后极其不佳，偏瘫、脑积水，将来极有可能生活不能自理，而且很快会复发。

医疗手段有一定的几率可以控制，但不可否认，这个概率很低，而且需要承担的费用很高。

我们将手术的风险和预后详细地告诉了家属，最后，家属选择了放弃。

"要不，你们吃一点东西再走？"我叫住了他们，"出门右转 300 米有一家粥铺，在那你们想一下再决定。"

"谢谢大夫了，不用了。"两人冲我鞠了一躬，抱着孩子无声无息地离开了。

我目送他们，心情格外复杂。

从理性的角度来说，这种疾病选择放弃是无可厚非的，只是觉得孩子年龄太小，有些许惋惜。

但作为一个普通人，看着他们带着孩子离去的背影，我心里难忍悲伤，我很想帮他们什么，可是个人的能力实在是太小了。

事情就这样过去了，我也没有再关注这件事，毕竟我每天有大量的任务，实在是分身乏术。

直到一周后，检验科的感染专员拿着贴有红丝带的化验报告单来找我，询问了那个孩子的去向，我这才知道孩子是一个艾滋病患者。

至此颅内肿瘤的性质也就不难诊断了，是艾滋病相关的淋巴瘤的可能性极大。

感染专员走后我发了很久的呆，我实在是想不明白，为什么年纪这样小的孩子也会沾染上如此可怕的疾病？

孩子是清白而无辜的，成年人不应该给他们带来这些伤害。

我不知道这个孩子以后怎么样了，想到他像红苹果一样可爱的脸颊，我只觉得惋惜——希望，他能够在天国开心地学习生活吧。

这就是我个人和艾滋病接触的几次经历。

曾经我觉得艾滋病和我们大家没什么关系，只要我们好好生活，养成良好的习惯，就没有事。

可是在认识了这些病患之后，我发现，是我太天真了。

生活中危险无处不在，谁都无法预测什么时候病魔会缠上来。我们唯一能做的就是认真学好相关的知识，尽可能地预防艾滋病。

即使不幸感染，也要早早知道它的症状，这样才能早控制，让疾病对身体的损伤降到最低。

所以接下来，我决定和大家简单介绍一下艾滋病。或许案例里血淋淋的场景吓到了你们，不过别怕，只要做好预防，艾滋病其实也没有那么可怕。

那么，我们应该如何辨认艾滋病呢？

认识艾滋病，首先必须了解它的传播途径。

艾滋病是通过性传播和血液传播的，其中，性传播的数量近几年在逐年上升。

由于医生每天跟形形色色的患者打交道，因此在工作时要特别小心，操作中不能误伤自己。手术速度可以慢一些，但是安全最重要。

当我们完成手术之后，也会有感染专员询问我们的情况和病患的动向，可以说是十足小心了。

现在传染病的患者一般都在该病的专科医院接受手术，但是急诊的患者，很难分辨出来。

所以，每当新来的住院医生来学习，他们的第一节我都是讲无菌观念和手卫生，还有防止针刺伤。

作为医生，我们应该比患者更加谨慎。毕竟，如果我们也生了病，谁又能来保护患者的健康呢？

其次，我们来看艾滋病的表现。艾滋病患者的免疫系统受到破坏，会出现多种多样的临床症状，不同时期的表现是不同的。在这里我总结了一些艾滋病患者日常可以观察到的症状，如果出现，一定要及时就医问诊。

（1）急性感染期：可出现全身疲倦、肌痛、低热、淋巴结肿大、盗汗和多汗，偶尔发生皮疹、头痛、关节痛，个别人发生急性中枢神经系统病变、脑膜炎或外周神经病变，持续1~2周而自愈。急性症状出现之初，血清抗 HIV 抗体阴性，症状消退时，血清抗体开始转为阳性。

（2）无症状持续带毒期：绝大多数艾滋病病毒携带者开始时都没有任何症状，长短因人而异，经过数月至数年。偶尔有对称性的淋巴结肿大和持续疲劳，血清中能检测出 HIV 抗体。这些患者是最主要的传染源。

（3）艾滋病相关综合征（ARC）：持续性淋巴结肿大，长期发热，体重明显减轻，持久性腹泻，口腔毛样白斑，口腔鹅口疮，毛囊炎，疱疹，隐球菌感染，传染性软疣，湿疣，牛皮癣，真菌感染等皮肤病。一般经半年到1年发展成艾滋病。

（4）艾滋病病变期：此后，患者进入艾滋病病变期。各种症状逐渐发生，慢慢发展，日趋严重，如日渐消瘦、疲惫乏力；接着发生各种机会性感染和恶性肿瘤，或者中枢神经系统感染。患者常于半年至一年死亡，常死于肺孢子虫肺炎、卡波济肉瘤或中枢神经系统感染。神经科接触到的患者大多是这一期的患者。

在对艾滋病的传播方式和症状进行了简单的介绍之后，相信会有不少朋友问我，那我们在日常生活当中，应该如何预防艾滋病呢？

在这里先要告诉大家一句，现在治疗艾滋病还没有百分之百把握的办法，虽然有无数的科学家正在研发相关的疫苗，不过在有效疫苗出现前的这段时间里，最好的办法就是不让疾病上身。

比如说，养成良好的生活习惯，性行为的时候戴好避孕套，不滥交，爱惜自己的身体。

在治疗时需要到具备完善的消毒条件的规范性医疗机构就诊。

说了你们可能不相信，但作为医生，我们看了太多因为平时的大意疏忽而酿成严重后果的案例。

我由衷希望大家都能够对疾病有足够的警惕，定期体检，感觉不对劲立刻去医院……这些小小的习惯能够帮助你有效地规避风险。

作为医生，我真的再不愿意看到，哭泣的父母怀抱着六岁小孩离开医院那样揪心的场景了。

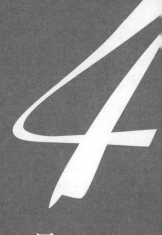

且行且珍重

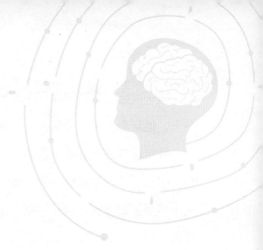

① 一个失独父亲的来电

"郝医生，您还记得我吗？我是唐山老赵，打电话是想和您说一声，小赵走了。"

接到电话我愣在那，忽然不知道说什么。

你们听过病房恋情吗？

影视剧里有许多，比如《心术》，再或者年代久远的《都是天使惹的祸》，它们一起，组成了绮丽的回忆景象：白色的窗帘，白色的病床，年轻的医生和护士偷偷相恋，不经意地相视一笑或是默默传情，给冷冷的病房带来了一丝生机或温暖。亦或者两个穿着条纹病号服的年轻人手拉着手，对着窗外大喊："肿瘤君，滚蛋吧！"

想象很丰满，但现实很骨感……身为医生，每天忙得家人都顾不上，哪有空去恋爱。

不过，我见过的患者与患者之间的恋爱，还真的有一个。

第一次接触老赵的儿子小赵是四年前，他刚大学毕业。有一天，他穿着人字拖急匆匆地跑来我的诊室。

我接诊过许多患者，有的人病来如山倒，有的人病绵长不断。小赵的情况是最糟糕的，既来势汹汹，又绵长不断，据说从小就受了很多罪。为了治病，父母带他跑遍了中国。除了有脑瘤之外，他的手有先天畸形，光是手部整形就做了好几次手术。

"石家庄的一个老大夫说我的儿子活不长，可我总是期待奇迹可以发生。"小赵的父亲老赵陪儿子一起来到医院，苦笑着和我说。老赵是一个看着很憨厚的汉子，操着一口浓重的唐山口音，他在儿子做检查的时候，搓着手、眼神惊慌，表面却故作沉稳。

小赵"头部"的问题是脑瘤，是从"眼睛不好"开始的，偶然的一次眼睛疼痛，他去做了头部检查。谁知不但发现了脑瘤，而且还有两个。不得已，父亲带他来到北京，预约手术。

不同于父亲的憨厚沉稳，小赵看起来非常活泼，在接受了住院安排后，他居然跟着护士在病房转，好像护士姑娘的小跟班。他转到了隔壁房间，眼前一亮——屋子里坐着一个美丽的姑娘。

丽丽人如其名，长得秀丽端庄：一米七二纤细的身高，搭配上洁白的皮肤，无论走到哪里，都会有人转过身偷偷地看。

她确诊的时候刚从英国拿到硕士学位，专业是艺术设计。丽丽在省会城市长大，父母是大学教师，她是他们的独生女，从小浸润在艺术的海洋中，有一点点小傲娇。在独特家庭氛围的熏陶下，丽丽比起其他的姑娘，又多了些分外的美好，她善于辨别美，也热衷于和别人解释美，在她的引导下，我们第一次发现生活中有那么多美好的事物。

这样一个美好的女孩，我从来都没有想到过，会和肿瘤联系在一起。

我依稀记得那天，陪着小赵打开病房的大门，丽丽原本在看书，听到声音转过头来："哎呀，郝大夫！"声音娇嫩清脆，背后的小赵抓了下我的袖子，手腾地变热。

可惜我没看到小赵的脸，我猜一定是红透了。

"我的假发好看吗？新买的！"她拨弄着头发，笑吟吟看着我们。

"嗯，很好看。"

我将小赵介绍给她，便离开病房。丽丽因为需要手术，头发早已剃光，或许爱美真的是女孩的天性，当父母问她想要什么的时候，她二话不说要买假发，感慨无论在哪儿，都不能失去女孩的体面和漂亮。

她坚强活泼的性子很讨人喜欢。

"郝大夫，等我病好了，能帮我要一下她的微信吗？"我还没走出病房多久，小赵就跑了出来，像个孩子一样晃着我的胳膊恳求。

我哑然失笑，只得点头同意。

开始以为是一场闹剧，后来发现可能真的是一个温馨的病房爱情故事的开端。

小赵很喜欢在丽丽没注意到的时候偷偷盯着她，或者把她的照片放大，一根一根数她的睫毛。到后来，少年心中小小的秘密变成了科室公开的秘密，大家也会偶尔在丽丽不知情的时候，偷偷和小赵开开玩笑。

"你喜欢她哪里啊？"

"嗯……眼睛大，很有神。"

"还有呢？"

"身材很好，又瘦又高，腿又长！"小赵一边说一边兴奋地比划："我活这么大，没见过气质这么好的姑娘，好想把她娶回家，给她买包包，买个大房子！"

我忍不住笑了，"那你喜欢她这件事，你爸怎么看？"

小赵这时候不说话了。

"想什么呢？"我有些不放心地重复了一下。

"郝大夫，"小赵沉默了许久，忽然抬头，一脸沮丧地控诉说，"我爸说我是癞蛤蟆想吃天鹅肉……我真的是我爹亲生的吗？"

我愣在那儿，旁边的护士们早已一个接一个地笑喷了。

现在想想，这是病房里最欢乐的时光之一。

如果可以，真的希望时间能够定格下来。

人类最害怕面对失败，而身为一个大夫，又是一个天天和肿瘤打交道的大夫，可以说，我的从业经历，就是一本《失败学108式》。

人类千百年来的努力和抗争，让我们可以揭开人体的一些秘密、治愈一些伤病，神经外科每天会面临各种各样的疾病，有些脑外伤、脑血管疾病通过外科的干预，有时可以取得完全的胜利，部分患者可以彻底恢复。

唯独脑肿瘤，特别是诸如胶质瘤这样的恶性脑肿瘤，医生们除了叹气，无助地看着疾病恶化之外，什么也做不了。神经外科肿瘤中，胶质瘤是排在第一位的恶性肿瘤，其中胶质母细胞瘤平均生存期一年半左右，再先进的技术目前也很难延长此类患者的生存时间。

丽丽的病情在第二次检查后得以确认，恶性脑瘤。

我将诊断报告交给丽丽的父亲，我能感受到他的手在发抖。

"郝大夫，能拜托您一件事吗？"

"您说。"

"请不要把这件事告诉丽丽。"

"……好的。"

"谢谢您，那我们先走了。"

丽丽的父亲走到门口，稍微停顿了下，似乎想和我说什么，但还是转过了身子。他是一个大学教授，戴着金丝眼镜，眼神里的儒雅敦厚难以隐藏。

我静静看着丽丽父亲的背影，忽然想到一件极为可怕的事情：对于独生子女的家庭来说，子女的逝去意味着"孤独"！他们真的能够接受这样的现实吗？他们以后要怎么办？

我又想到了老赵，那个揪着小赵耳朵骂他别觊觎别人家女儿的老人。如果有一天小赵不在了，他该怎么办？

丽丽很快出院了，卷发在空中俏皮地飞扬——为了满足剃掉头发的不开心，她妈妈给她买了好几套假发，每天换着不同的发型。我本想和她招手说再见，忽然想起小赵给我布置的"艰巨任务"，赶忙走上前去，把丽丽叫停下来。

"有事儿吗？"

"那个，"很少主动搭讪女生，此时我自己也有点不好意思，"隔壁病房的小赵，想让我帮他要你的微信。"

丽丽扬眉，"他对我感兴趣，干嘛不主动来认识我？"

"这……"

"算了算了，"丽丽摆摆手，"你替我告诉他，等他也病好出院，我就勉为其难和他约个会。"

总算得到了好消息，我高兴地冲着在门口探头探脑的小赵摆了个"V"字手。

丽丽撇撇嘴，"哦"了一声，转身走开。

见不到丽丽的身影，小赵消沉了一阵，但很快就兴致勃勃了起来，他拜托老赵带来一台电脑，扬言要在医院边治病边赚钱。

"前辈告诉我们，要闷声发大财。"小赵笑嘻嘻地表示，"不赚钱怎么发财养老婆呀。"

"你还想着娶丽丽呢？"旁边的护士笑话他。

"娶娶娶，买房买车，买宝马！房子来套四环内的。"

"那你可有得累了，得忙很久才能实现呢。"

——所以，真心希望你能好好地活下来。

听着我们在那里插科打诨，老赵却一反常态没有笑出声。

老赵事后偷偷告诉我们，小赵这孩子看起来没个正形，实际上要强得很，他天生手部畸形，很难和正常人一样生活，但他电脑自学成才，在一家电脑公司上班，前段时间还和朋友们讨论创业的事情。

提到小赵，老赵又是自豪又是担忧："这孩子完全可以照顾自己的生活，可我更希望，他能够依赖我多一些。"

"为什么啊？"

"郝大夫，你不懂，像我们这样的人，谁知道还能和孩子待在一起多久。"

我一时语塞，只好拿出医生的架子来，强行把话题带回了看病，但看着老赵佝偻的背影，心里真不是滋味。

完成了手术，小赵也出了院，他急不可耐地想要重新投入到工作中，或许想到还要给美丽的女孩买房买车，当下的时间根本不够用。

老赵在临走前和我千恩万谢。

我只希望小赵的病可以快点好起来，微信的约定，我是真的希望可以完成。

在这段时间里，我和老赵成为了朋友，我从没想到过有一天会和患者形成这样一个独特的关系。或许，这也是人生中独特的体验。

再次听到丽丽的消息，是她出院半年以后，又来门诊。

"郝医生，我想读博士，你觉得是国内好啊还是美国好啊？"此时的她不开心地摆弄着假发，总算留长的美丽发丝又要被剪掉，神态一如既往的娇媚迷人，可是脸色看上去苍白了许多。

"郝医生啊，"丽丽忽然想到了什么，问道，"小赵最近怎么样了？"

"不知道呢，我帮你问问吧。"

"哎呀，他不是还想问我要微信，现在都不联系我，真是……"

"嗯，等你做完了手术，我这就联系他，帮你骂他。"

我没曾想到，这是和丽丽最后的对话。

丽丽的肿瘤再一次复发。

而此时的我们，却回天乏术，丽丽的父亲这一次没有问我女儿的病有没有救，他和他的妻子无助地坐在椅子上。而我……虽然握着手术刀，又和他们有什么区别呢？

病魔就像偷偷漫进房间的水，看上去没有威胁，一点一滴。

可当你意识到的时候，它已经漫延到了你的膝盖。

然后，你疯狂地想把水泼出去，却发现窗子早就被封死。

你只能静静看着自己，看着水，一点点的，从膝盖到胸口，最后……彻底把你吞噬。

丽丽最后还是去了。

我印象最深的，是失声痛哭的父母，是少女再也没有生气的面庞，不知为何，有个念头在我脑中不断回响：我该怎么和小赵交代？

思虑许久，我将丽丽的事情告诉了老赵，老赵在电话旁叹气，这一天大家知道会来，却谁也没料到来得如此之快。

我和老赵决定把这件事瞒下来，不想让小赵知道这个消息。

从那以后我和小赵联系的频率也越来越少，但我经常会想起这个男孩子挤眉弄眼时候羞涩的脸，很后悔没有为他做些什么。

由于小赵发病的原因实在是奇怪，在他出院后，我依旧没有放弃查看资料。我翻阅了大大小小的网站，终于发现了小赵的疾病有个特殊的名字"马富西综合征"。这种病在国际上报道不多，几十例而已。这个病怎么发生的，又应该如何治疗，会不会是恶性的肿瘤，会不会复发呢？

我想了许久，毫无头绪，谁知这一思考就是四年，四个春夏秋冬，寒暑交替。

四年后我在偶然中检索文献，发现这个疾病的原因找到了。

我兴奋不已，赶忙给老赵打电话："老赵，孩子的病有救了，发病的原因知道了。"我兴奋地打电话给老赵。

"太晚了，郝大夫，孩子现在又出现了新问题，腹部又长了肿瘤。"

老赵没有接电话，只是在微信上回复了这么一句。

我愣在那儿，这一切实在是太过突然，刚刚出现希望，绝望却接踵而至。

"我现在感觉自己很虚弱，我可能快不行了，我觉得实在是对不起老爸。"

小赵在电话里和我说。

"郝大夫，你说我现在问丽丽要微信，她肯吗？"

过了几天，老赵打电话告诉我："孩子走了"。

我和老赵、丽丽父亲至今保持着联系。

听说丽丽父亲想帮老赵介绍一个工作，试图帮助他在北京留下来。老赵拒绝了，他表示还是想待在距离孩子更近的地方，于是，他在家乡的一家医院当了一名护工，偶尔会把一些患者介绍到北京来。

逢年过节我会打电话问候他们一下，这也是我唯一能为小赵和丽丽做的事情了。

有人说面对疾病，大夫怎么感觉看上去那么的"冷漠"？其实，这并不是因为冷漠，而是因为我们比任何人都了解疾病，也比任何人都恐惧疾病。

小赵最终还是没要到丽丽的微信。

茫茫宇宙里，生命真的很渺小、很无奈，每个人都有其不同的历程，但愿我们都能不后悔生命中的每一秒、每一分、每一天！

2　为同学手术

经常有人问我：你们作为医生，最害怕的是什么？

作为医生最害怕什么呢？

这个问题确确实实难住了我，我最害怕的是半夜里电话响起。

那可能是急诊来的电话，是新的战斗就要打响的号角；亦或者是病房有了紧急情况，需要我的帮助，是红色警报。

随着工作资历的增加，作为医生我见多了各种急症凶险的情况，有时觉得半夜的电话也不算什么了，早已无所畏惧。

可后来发生了一件事，我才意识到，即使是见惯了生死的医生，也是有软肋和困惑的。

那是一个端午节，我和往常一样在医院看管危重患者。

也许是节日所带来的特殊氛围，患者都还算稳定。

我一边翻着病历，一边百无聊赖地消磨时间。可当看到了一张写着熟悉名字的病例时，我感到太沉重了。

那个人叫凤，是我的同学。

她是我的大学同学，那时的我们并不熟悉，毕竟不在一个学院，唯一共同上过的课，也是在三百人大教室的公共课。

学医的生活紧张又忙碌，或许我们早就擦肩而过许多次，不过实在是没有什么更多的交流。

我们这样的医学生，整天是一本又一本厚厚的教材，总有背不完的内容，哪有什么功夫去广泛交友呢？说来大家也别笑我，一直到毕业，我也只是和班里的三十多个同学比较熟悉罢了。

而与这个凤，我们在毕业之前的校园交集就是一次捐款。当时，学校为一个得了脑瘤的女同学募捐，立志做脑外科医生的我毫不犹豫捐了不少的一笔钱。说来也巧，等我读了研究生的时候，发现那个被捐助的女同学居然变成了我的同班同学，她就是凤。

"郝淑煜吧，我记得你，咱们本科曾经在第一阶梯教室上过课"。

我还模糊记得当年上学时她的样子，眉眼弯弯，头上戴着一个漂亮的蝴蝶结，穿着红色的夹克，整个人看起来精神而有活力。我到现在都想不明白，为什么那样一个活力四射的少女，会和脑瘤扯上关系。

再次成为研究生的同班同学，我们慢慢熟悉了起来，校园生活忙碌又充实，也是非常快乐的。我现在还能想起国庆秋游、离校联谊会、毕业合影会餐。

毕业后我们各奔东西，选择了不同的医院和科室，尽管大家偶尔还会联系，但很稀疏。那时没有微信，只有QQ，就是那个可爱的小企鹅，不过现在很少用了。

第一次手术

有一天，我接到了一条短信："你在吗，哪天门诊，我想让你看看我脑袋的片子"。

当时，我有点发懵，谁也不愿意接受自己的同学变成患者，但是残酷的事实难以躲避，我也只好硬着头皮上了。

我实在不愿意回忆她的片子，可我总是清楚地记得。

那是让我感到格外绝望的几个名词：巨大肿瘤，压迫脑干，出现了脑积水。一切告诉我，疾病很严重了，可能甚至……都很难看到希望了。

她需要多次的手术，但手术也很难百分百保证康复。

更可怕的是，她手术后需要面临许多痛苦的事情，比如术后也许需要呼吸机辅助，也许需要气管切开，也许会……

疾病已经到了不允许我们再去想那些后果了。

快速通道开启，术前检查，急诊入院，安排手术。

在手术前，几个同学相约来看她，半开玩笑地问她，你紧张吗？

她和平时一样，笑容甜美，活力四射，她摆摆手说："不紧张，全交给你们了，我放心。"

同学们都忍不住笑了出来，可我实在是开心不起来，我偷偷离开了病房，心里像五味杂瓶翻倒一样，不管是作为患者的同学，还是作为医生的我，真的为难。

而在病房，我看到了她的爱人。

记得最早就是凤的爱人带着磁共振资料来找我的，她的爱人微胖，戴着眼镜，我们闲聊起来，从他们相识到走入婚姻的殿堂，从他的言语中可以感受到他们爱情的甜美。

如今他躲在门外，咬着手指甲，眼圈红红的，却没有哭出声来。他看着我，眼神有些迷茫，这是我从来都没有见过的表情，但在凤面前，他总是笑着的，看起来格外坚强。

我不忍心面对，谁知这时候，他问我，"我们那时曾经发誓要白头到老，哪想到现在会这样呢？"

为什么会变成这样？

当特殊的感情交织在医患关系里时，心绪变得尤其复杂，我不知道该怎么面对这个受伤的男人，也不知道该如何面对病房里笑着的同学，我实在不愿看到凤插满管子的样子，还想保留着记忆里她娇俏青春的模样。

术后我很少去 ICU 看她，并不是不念旧情，而是实在于心不忍。

手术还算顺利，她的肿瘤长在了脑干上，保守起见，院长亲自主刀手术，一点一点地在脑干旁剥离，当肿瘤完整取出时，大家都松了一口气。

手术后，凤进入了 ICU 治疗，前几天她没有睁开眼睛，意识也不算清晰，过了两天，在她耳边喊她名字时终于有了反应，但是不能自己喘气，术后一周一直需要呼吸机辅助通气，也就是说她的呼吸是靠着呼吸机而进行的。看着曾经活力四射的同学变成了现在的样子，我们都难受在心里，表面上还是要维持坚强。

她的爱人一直陪着她，言语很少，每次跟她爱人的眼神对视时，我总是有莫名的压力。

有次我走进 ICU，看到他蹲在凤的身边，静静看着她。

"她还好吗？"我不知道怎么开话头，问他。

"不知道。"

他的表情没有变化，只是平静地说了以上三个字。

我心中不忍，只能拍拍他的肩膀和他说"一切都会好起来的"，我知道没有什么用处，但我们能做的，有时候也只有这么多了。

一周后她终于可以自己呼吸了，但是气道的阻力还是很大，教授查房后指示"气管切开吧"。

所谓的气管切开，就是用手术刀在气管上切一个小口子，然后把一个塑料的套管放进去，这样可以减少气道的阻力。毫无疑问这非常痛苦，但在重症面前，我们也没什么选择。

气管切开术，这是神经外科常规的操作。

平时在被下达指示的时候，我都能很淡定地完成任务，可当用在熟识的同学身上，我感到很艰难，尽管知道这常规的有创操作是必须的选择。

本来这个工作是需要我来完成的，可我最终还是选择了逃避，请ICU的医生为她完成了气管切开。

凤的情况一天天变好，脑肿瘤术后的恢复还算顺利，拆线、出院。

我心中甚是安慰，但又害怕她再次出现状况，我知道，迟早会有这么一天。

第二次手术（最后一次）

该来的还是来了，有一天，同学爱人给我打电话说，"我们又来急诊了，我爱人今天早上昏迷了"。

那一瞬间我的心情真的差到了极点，我实在不愿意再听到同学不好的消息，但还是发生了。

头部 CT 检查，发现了脑积水。而这一次我没那么幸运，可以让别人接手她的病——我变成了她的手术医生。

　　从医多年，脑室腹腔分流术做了许多，可是给身边的人做手术，这还是有生以来的第一次，这次的压力分外大，而这个压力必须自己去承担。

　　手术在三楼的手术间进行，由于气管切开，同学不能说话，她努力扬起嘴角，在纸上写了"我相信你们"。

　　为了这一份信任，我也只能不断努力。

　　消毒，铺巾，脑室穿刺，放置引流管的头端……当看到脑脊液顺利流出，清亮的脑脊液一滴一滴顺着管头滴出的时候，我能感受到我的手在发抖。

　　很顺利，很顺利，我松了一口气，但手术还在继续。

　　我控制住自己的情绪，继续放置腹腔端，缝合伤口。

　　麻醉机显示着平稳的心跳，心跳的节律非常和谐，非常幸运，手术顺利。

　　当麻醉复苏后看到她湿润的眼圈时，我的内心又是酸楚，又是喜悦。

　　经 CT 复查脑积水缓解满意，引流管位置满意，对同学的这份答卷我也满意，她的先生对此也很满意……

　　但，她是多发占位，这意味着需要多次手术！！

　　的确，这次成功了，可是下次怎么办，下下次怎么办……想起她过去的经历，又想起自己以往接手的那些失败的案例，我实在是开心不起来，也不愿意多想，只好在心里暗暗为她祈祷，希望脑瘤能够不再生长。

面对素昧平生的陌生人，我还可以保持平静和淡定，可是当你面对的是你同窗同学的时候，那种感觉真的不是滋味。同学亲友殷切期盼的眼神，我该如何面对？这一刻，唯有相安无事为最高的诉求。

结局

再后来的日子又没有了联系，我出国深造，过起了像是与世隔绝一样的生活。

不需要为患者烦忧的日子是轻松的，但有些不愉快的事情还是会出现。某一天打开微信，发现平时安静的同学群炸开了锅，原来，凤去世了，虽然我早有一些预感，但还是不愿意接受。

我点开另一个同学的微信，偷偷问了原因，这才知道是肺炎夺走了她的生命。

我的医学之路还很长，还有很多需要面对的事情。但这件事影响了我很久，在很长一段时间里我的心情都很糟糕。虽然她并不是在我所在的医院走到了人生的终点，可是想到即使自己尽了全部的努力，可还是没有换回她生命的时候，心里总是有一种空落落的感觉。

我终于明白了作为医生最害怕的是什么。

作为医生最害怕的，是有一天你的手术台上，躺着的是你最亲近的人。

他可能是你的朋友、是你的同学、是你的亲人，甚至是你的父母、伴侣……或许你早已见惯了生离死别，可当有一天你意识到，你所学的东西，所坚持的信仰，却连身边重要的人都无法保护的时候……

简直是一种可怕的绝望。

长眠的同学呵，愿你在天国能够幸福、安宁！

3 罕见病日，2016 在 NIH 度过

刚才和大家聊到了身为医生最害怕、最不愿意面对的事情，那么，整天救死扶伤的我们，喜欢的又是什么呢？

身为医生，我发现这个圈子里的好多人，都有一个共同的爱好——钻研罕见病。

我对医生这个职业的向往也和罕见病有关。小时候在电视剧里，看到的各种失忆、返老还童，还有神医手到病除……数之不尽的奇奇怪怪的桥段，让我对医生这个职业充满了期待：在这里可以遇到各种各样有趣的事情和人。为此，漫长的学医

生涯与艰辛的付出，我都没怎么放在眼里。

后来，从硕士到博士，从住院医师到主治医师，接触了许多患者，听到了许多故事，治愈了很多疾病，但唯一能让我眼前一亮，充满好奇与激情的，依旧是罕见病。

就好像喜欢打游戏的孩子遇到了冷门好游戏，吃货遇到了巷子里的美酒。一旦碰上个罕见病，我几乎可以说是"迅速深陷其中"。

不管多累、多晚我总会打开电脑，去检索这些疾病，会多问几个为什么，仔细和同事讨论。从大脑袋的台式电脑，到厚厚的东芝笔记本，再到 IBM 的小黑，直至现在的 Surface 小本，它们的 IE 里都有我检索罕见病的大量痕迹。

不过，要说印象最深的记忆之一，就是 2016 年在美国国立卫生研究院（National Institutes of Health，NIH）度过的罕见病日。

在国内的时候，为了研究各种罕见病症，我没少打开美国罕见病的网站。看着各种研究报告，不由感受医者的艰辛和不屈不挠的斗志。

我从没想过有一天，我这个来自北京的神经外科医生会坐在这个曾经无数诺贝尔奖得主做演讲的大会厅，静静地享受着这一时刻。

好多次和同事聊起这次盛典，我还是忍不住的兴奋和欢乐，同事们都催着我回顾当时的感受。

我思考许久，决定将我那天的所见所感记录下来，整理成文字，分享给大家。

大会从上午 8 点开始。

首先看到的就是各种罕见病的研究者、临床医生，还有牵着导盲犬来参会的患者、诸多社会活动者……一个接一个地走进了大厅。许多在网络上、在课本中才能看到的重要人物，此时距离我只有不到五十米远，说不激动，实在是欺骗自己。

"你看，这个人是不是杂志上的那个某某某？"

一旁的同事问我，我赶忙凑过去看，发现果然是他。

"真好啊。"我们都这么想，能见到真人。

紧随而来的，就是冗长但有趣的 NIH 的主席致辞，以及 FDA 的官员讲话。

说真的，致辞什么的反而忘了，印象最深刻的则是共和党和民主党两位议员热情洋溢的发言。不愧是经历过各种大风大浪的政府的议员，绝对的好口才，稿子不拿，却依旧可以噼里啪啦地演讲，将国家对罕见病研究的支持表现到了极致。

他们的态度热情积极、充满希望，他们的讲话让人感觉到，罕见病的黎明就在明天。毫不意外，讲话结束，群情激昂，站起来为议员鼓掌的人不在少数。虽然大家都知道罕见病的研究是一个充满困难，并且随时可能失败的过程，但充满激情的鼓励总是会让人心神激荡。

紧接着就是各种各样的研究报告展示。

让我印象最深的就是一位医学教授说的一句话："我们一直在和死神抢人，失败的次数很多，可我们不能计算失败的次数，只能计算成功的次数。"是啊，当医生就是这样，面对各种生离死别，很多是自己无法控制的。

继续听着大家对疾病的分析、研究，不由感慨从医之难。各种奇奇怪怪的病症，有些我自己见过，有些则是在网络上看到过。人类和疾病的抗争是无穷无尽的，虽然大多数时候会失败，可是对于我们来说，除了努力之外，别无他法。

NIH 的罕见病日很快就结束了，活动只有一天，听完了各种分析之后，大家互相合影留念，各自离场。

那天晚上我没有直接回住处，而是站在波多马克河边，那一瞬间，仿佛看到了黄河母亲。

尽管远隔万水千山，但是我的心已经回到了祖国母亲的怀抱。想起了自己多年的从医之路，从 NIH 的罕见病研究，我想到了中国的罕见病情况，以及中国的神经外科领域的罕见病研究。

我从小是个骄傲的小学霸，学医的目的也很简单，就是因为医学专业分数最高、最难，而我一定可以把这个拿下。到大学后，着迷于神经领域的神秘，开始立志于神经外科。

十几年的工作，热爱闯荡的个性，不知不觉对罕见病产生了兴趣。医院里从来都不缺少有趣的罕见病例，而天坛医院的病例更是那么特殊、罕见。毫无疑问我是幸运的，能够这么快实现自己从医的理想。

从生殖细胞瘤开始，渐渐地又接触到了神经纤维瘤病 2 型（NF2）和多发血管网织细胞瘤的 VHL 病，又在天坛医院这样的宝库中发现了伴发颅内肿瘤的成人老化综合征、马富西综合征、马凡综合征等等。

各种各样的病例，让我对罕见病的认识日益深刻，从发现到基因学研究，再到未来的治疗，我的想法原本只是做好医生的本职工作，如今却希望在自己的神经外科生涯里也能为罕见病患者做一点点事情。

曾经我想，我只是一个再普通不过的医生，能够为患者做什么呢？可到后来，诊治了一个又一个疑难杂症患者，翻过了一道又一道山梁，我才意识到自己的价值，医者的自信心与气场也在这个过程中逐渐养成。

会不会，我们某天的一小步，也可能是医学史上的一大步呢？

我忽然这么想。

那么，作为医药工作者，可以为罕见病患做些什么呢？

我在波多马克河畔边走边想，最终总结出三个重要的方面：

（1）罕见病患者不易，不要一推了之。对医生来说，罕见病的患者和家属太不容易了，我们不能轻易拒绝她们。

身为医生，繁忙是永远都摆脱不了的。你每天都需要接诊大把大把的患者，根本没时间也没机会好好休息。大的医院，尤其稍有名气的大夫，更是如此。由于知名，所以患者慕名而来，什么样的病症都有，不缺少罕见病，对于难治的罕见病患者，应有足够的耐心。

门诊的时候更是能看到各种各样的人，各种类型的罕见疾病，从襁褓中的新生儿到垂垂老者。我曾经看到过一个长满咖啡斑、双耳失聪的神经纤维瘤病患者，也见过一个颅骨异常增生的狮面人、一个半面血管痣的海绵状血管瘤患者，每个人面对的情况不同，病症也不同。有时候不由感慨人生多艰，谁也不知道什么时候疾病就会找上门来。

那么，当罕见病患者来到门诊，是接受还是拒绝？接受就意味着对病房所有医务人员的考验，毫无疑问这是一件压力颇大的事情，如果治疗失败，还有可能遇上官司或医闹。但如果拒绝，就意味着对这类患者关上了希望之门。拿 VHL 综合征来讲，由于患者会有眼部血管瘤、脑内血管瘤、肾脏的肿瘤以及胰腺的肿瘤等，他们不得已奔波于眼科、泌尿外科和神经外科之间，他们的治疗需要高水平的医生团队，有时全国只有少数医生有治疗经验，若这少数的医院、医生也拒收，对于患者来说是非常残酷的。

我经常面对这样的选择，我知道患者被拒绝时候的绝望，所以我宁愿承受压力。这么多年，失败的案例不少，成功的案例也不少，看着患者治好后的笑脸，我会为自己的工作而骄傲，认为做了一件有价值的事情。

　　记得有一次，接诊了一个罕见病例，患者的情况非常严重，脑瘤的位置长得非常尴尬，如果切除不仔细，很有可能导致患者瘫痪甚至死亡。这个患者还是一个刚成年的孩子，却已经被多家医院拒绝了数次，家长已几乎绝望的时候，我们医院接收了他，成立了专家组，奋战了多日，终于将肿瘤成功切除。孩子的病情得到了控制，过了一段时间还收到了他已经被美国一所知名高校录取的消息，我们在为他开心的同时，也为自己的工作而感到骄傲和自豪。

　　所以，我认为，作为一名医生，尽量不要拒绝罕见病患者，挑战的同时意味着机遇，你可以在治疗罕见病的过程中学到常规病症给不了你的经验和机会，这确实是难得的学习的机会，希望大家都能够珍惜。

　　（2）病友群力，共筑信心。尤其对罕见病患者来说，一定要病友一起携手，相互鼓励去战胜疾病。

　　我曾经觉得治病只是医生的事情，可在后来发生了许多事之后才意识到，病友的力量是无限的。

　　我曾经有两个患者，情况都颇为严重，由于都是年轻的女孩子，而且同在一个病房住过，所以两人成了朋友，从疾病到家庭，她们都聊，久而久之她们就成了无话不说的好朋友。

　　我每次看她们的时候总能看到两个人手拉着手在聊天，或是讨论生活琐事，或是互相鼓励加油，精神的作用真的很大，过去死气沉沉的两个人，没过多久，对疾病对生活又重新建立了信心。后来的手术也颇为成功，在出院后她们继续维持着友谊，有时候会给我发发消息，发发照片，并和我道谢。

在发生了这件事之后，我大为触动。是啊，病友之间的互相鼓励和支持蕴含着巨大的力量。

当同处一个病房的时候，哪怕只是聊聊天，说说笑话，就有可能帮助到对方。即使是距离遥远，也不是没有办法——QQ 群、微信群，这些都是很好的社交软件，各种疾病都有了群，从此生命有了新的交流方式，晴天也越来越多了。

在电影《我不是药神》里，患者们彼此扶持的一个重要的资源就是病友群，当一个患者发现了罕见的药品，他们会立刻发给其他人，这样即使身在远方，也能够第一时间接触到最有用的信息。我有幸加入了 VHL 的病友群，他们有线上线下的活动、病友之间的交流与倾诉，每每看着他们欢声笑语，我想，对于这些不幸的人，病友互助组织可能就是一道曙光。或者说，他们其实并不孤单。

（3）孤儿药，不再孤独。好多罕见病的治疗需要药物，那么，对制药者来说，怎样研发出药品，以及如何让患者可以买到药品，就显得格外重要。

在上学的时候，老师曾经讲过一个案例，让我耿耿于怀：结节性硬化病的一个表现是室管膜下巨细胞星形细胞瘤，单发的可以手术，但是如果是多发的，手术难以实施。

后来，雷帕霉素的问世，使这类患者得到了福音。当时的患者和医生都很开心：对于难治性的罕见病，大家多么希望有一剂药物就能挽救他们。但是，由于药物的需要量不大，药企的效益不够，所以药物的研发与生产非常受限，药厂不愿意生产，这些药物仿佛没人要的孤儿一样，这就是孤儿药的名称由来。

许多罕见病并不是没办法治疗，可如果没有药物，医生也无能为力。

还好现在医保包括的药物越来越多，患者以后面临的环境会更好。罕见病患者需要治疗，药企也负有社会责任，政府也应该加大罕见病研发的投入，希望有更多社会人士更加关注罕见病，关注孤儿药的研发，让孤儿药不再孤独。

4 感悟佛系人生，乐观面对生活

说了这么多悲伤的故事，最后给大家讲一个愉快一点的经历吧。

医院是见证生老病死和悲欢离合的地方，作为医院里的一个医生，我每天都会接触到生活的百态。我见过不少风华正茂的年轻人，也见过行将就木的老者，我也常常被患者之间令人动容的病友情深深感动。

我反复强调，患者的态度尤为重要：患者到医院就诊，每当被告知诊断结果，面对生活的磨难和身心的突然打击，有的人痛哭流涕、怨天尤人，陷入无底深渊；也有的人在经历了暗夜的彷徨之后凤凰涅槃，勇敢面对病痛，人生格局得到升华。

在分享了这么多伤心结局之后，在这本书的最末尾，我想分享给大家一个过程满满正能量，结局也是正能量的故事。

我们病房里有这么一号人物，每天不是盘腿打坐转珠念佛，背着手在病房溜达拉着人聊天；就是拿着一个崭新的ipad，津津有味地看《西游记》。有他在的地方，要么安静平和，要么是"猴哥猴哥"。恰恰他还姓孙，我们便戏称他是"老孙"。

老孙这人整天乐呵呵的，看上去是个地道的"佛系中年"，圆脸大眼，心宽体胖，笑起来像一尊弥勒佛，不过他很喜欢孙悟空，我有时候又想，他或许更像个斗战胜佛。

我们接触到很多患者，但像老孙这样乐观面对疾病和生活的真的不多。

"嗨呀，忙了一辈子，很少能抽出时间来好好乐呵乐呵。如今虽然是生了病，反而有时间有机会好好欣赏自己喜欢的事物了。"

老孙笑嘻嘻地表示。

在他看来，如今有这么一个可以放下一切专心休假的时间实在是好事。

听到这样的回复我们总是好气又好笑，看惯了把生病当成历练的、当成磨难的，却从来都没见过把生病当成假期的。看他那乐颠颠的样子，不知道的还以为他是遇到了什么开心的事情，高兴地四处跑呢。

但实际上，老孙的病情一点也不好。

他是三个多月前被送进医院的。

老孙是个生意人，十几岁的时候就天南海北四处奔走，经过一番努力，终于赚到了数量可观的财富，也彻底改变了自己的命运。工作虽然永远都没有停止的时候，可是他享受这样的生活，也感到非常快乐。

直到有一天，老孙表示，不知道为什么，他突然开始间断性头痛、头晕，伴有恶心、呕吐。他最初以为是工作太忙、劳累过度所致，就没当回事，谁知后来头痛症状逐渐加重，在亲友的强烈要求下，他到了当地医院做头部磁共振检查，初步诊断颅内占位性病变，也就是我们常说的"脑瘤"，就赶紧来我们医院就诊，完善各种检查后，我们建议手术治疗。

入院后完善各项医疗检查，我们组织了专家讨论安排手术。手术从早上8点多一直做到下午4点多，近8个小时，好在整个过程还算顺利，中间没有出现什么差错。我们从老孙的脑子里切出了拳头大小的肿物，将部分肿物标本送病理检查，结果是"胶质母细胞瘤"（WHO Ⅳ级）。

胶质瘤是一种最常见的颅内恶性肿瘤，占颅脑肿瘤的40%~50%，年发病率为3~8人/10万人口。世界卫生组织（WHO）将胶质瘤分为Ⅰ~Ⅳ级，级别越高，肿瘤恶性程度越高，患者预后越差。而老孙的胶质瘤是等级最高的一种。胶质母细胞瘤也是星形细胞肿瘤中恶性程度最高的胶质瘤，多数生长于大脑半球各处，生长速度很快，多呈浸润性生长，治疗起来难度很高。

　　此外，胶质母细胞瘤还具有高度的侵袭性，常侵犯几个脑叶，并侵犯深部结构，还可经胼胝体波及对侧大脑半球。它生长速度很快，70%~80%患者病程在3~6个月，患者中位生存期约14~16个月。

　　由于肿瘤生长迅速、脑水肿广泛、颅内压增高症状明显，几乎所有患者都有头痛、头晕、恶心、呕吐等症状。部分患者还会出现视盘水肿、精神改变、肢体无力、意识障碍及言语障碍等临床表现。

　　而且，肿瘤浸润性破坏脑组织，造成一系列的局灶症状，会让患者有不同程度的偏瘫、偏身感觉障碍、失语和偏盲等，这一系列症状让医生头痛不已。

　　一部分患者除了有癫痫发作外，还可能表现出淡漠、痴呆、智力减退等精神症状。由于肿瘤的生长特点为浸润性生长，与正常脑组织无明显界限，多数不限于一个脑叶，向脑组织外呈指状生长破坏脑组织，因此手术中区分肿瘤与正常脑组织的过程就显得尤其艰巨而重要。

对于这种肿瘤，我们在做手术的时候必须格外小心：一方面，手术应做到在不加重神经功能障碍的前提下尽可能多地切除肿瘤，扩大肿瘤切除范围既可以有效地降低颅内压，又能减轻术后脑水肿及血肿风险，减低神经系统并发症的发生率和肿瘤的复发率；但另一方面，切除过多又会造成患者正常的神经功能受损。

这就形成了一种矛盾：切少了不但术中止血困难，而且术后容易复发；切多了会使周围正常脑组织特别是有重要功能的脑区损伤特别大，可能造成患者瘫痪等严重的神经功能障碍，有些患者甚至术后长期昏迷不醒，心跳呼吸都受影响。

神经外科医生在面对脑瘤时，就是在这样的矛盾中根据术中情况及患者状态寻求平衡，寻找到使患者获利最大化的一个矛盾平衡点，但这样的平衡点，实在是太难、太难了。

毫无疑问，老孙的肿瘤治疗起来难度很高。虽然手术有惊无险地完成了，可是后期面临的挑战更大，也更可怕。

当我惴惴不安地把这个消息告诉老孙的时候，没想到他不但没有表现出恐惧和痛苦，反而神色平和，拍着我的肩膀说，"那之后可是要麻烦大夫你好好替我治病了。"

"我尽量。"我尽可能地让表情看上去平和一些。

实际上，患者在手术后可能会出现躁动、胡言乱语的现象。一般情况下，为防止患者在床上躁动翻滚时不慎从床上跌落摔伤自己，平时我们需要用约束带固定住患者四肢，但患者在需要去做 CT 等检查时，又必须得解开肢体约束带。

此时，往往需要好几个身强力壮的人约束固定 CT 检查床上的患者，一来防止患者摔下，二来保持头部稳定不动才能拍出清晰的 CT 图像，这实在是个体力活。

老孙在手术之前曾经问过我："郝大夫，我会不会也有这些症状？"

我犹豫了一下，还是告诉了他这个情况极有可能出现。

老孙眼神顿了一下，但他只是伸出手放在嘴边，仿佛抽了一根烟一样（老孙以前是个老烟枪，有严重的烟瘾），随后放下去，神色也变得坚定："辛苦您了，如果我真的给你们添了麻烦，请不要客气，一定要狠狠抓住我。"

"好的，没问题。"

不出我的意料，老孙手术后也出现了精神症状，他的意识不清、躁动，翻滚抓挠，需要几个人一起努力抓着他，才能让他安分一些。而且他力气大，有时候甚至好几个人都压不住。没有办法，我们只好使出了九牛二虎之力，最终才能平息他的"暴怒"。

因为担心老孙的病情，我每天都去看他好几次。除了躁动的时候看上去力气十足，老孙大多数时候还是在睡觉，有时候看着他的睡颜，我在心里思考：他在做梦吗？是不是梦见自己变成了孙悟空？

术后两天，老孙意识稍微清醒一些了，但或许是因为前几天的折腾耗光了他的精力，他只是躺在床上用眼神扫了我一眼。不过这淡淡的一眼让我感到格外的安心。

当一个人心态平和，相信自己一定没什么事情的时候，就连老天都会保护他、帮助他。

曾经不少人和我说过这样的话，我不太信，可现在信了。

当我看到躺在床上平静的老孙时，就知道老孙"回来了"。而且这次，恐怕怎么样的病魔都带不走他了吧。

果不其然，老孙的术后恢复相当顺利，那些在我们眼里看起来非常恐怖，似乎是很难通过的一个个坎，老孙都相当坚强地通过了，我们每个人都为他的乐观向上感到钦佩。

离开医院的前一天，我和老孙说了一下我当时的心情。老孙摆摆手，表示这不算什么，他说自己在年轻的时候遭遇的麻烦更多，又能如何呢？除了咬牙坚持毫无他法。

"我啊，小时候就很喜欢看西游记，其中最喜欢的就是孙悟空，孙悟空经历了大闹天宫，被压在五行山下五百年，最后还和唐僧遭遇了九九八十一难，可是还是那么积极地面对人生和挫折。"老孙在出院的时候和我说，"有时候，我想，如果我能变得和孙悟空一样就好了，这样我就什么都不怕了，你说对不对呢？"

我忽然觉得，老孙真的是在享受着佛系人生，但不是弥勒佛的人生，而是斗战胜佛的人生！

我们日常所体会到的"佛系"，与其说是什么都不在乎，不如说是一种懒散颓废不求上进的态度。

可是老孙的斗战胜佛不一样，他的心灵有寄托、生命有皈依，面对生活磨难时，他更愿意以一种乐观的态度面对人生，积极面对生活，持之以恒，他坚信，即使遭遇风浪，也会得到"福报"。

他早就变得和孙悟空一样了。

生命中的种种挫折，在无影灯下围观的悲欢离合，我们做医生的会当成职责或者苦楚，可是对于他来说，这只是人生中磨炼的一部分。

那为什么，我不能也这么看待我的职业人生呢？

老孙出院后，又做了几次放疗和化疗。

过程不用说非常痛苦，可是老孙并没有放在心上，在他复查的时候我又见过他几次，那时候的他，虽然神色虚弱，可是精神状态相当不错，眼神里满满的乐观和镇定。

"手术我都挨过去了，化疗算个锤子啊。"老孙笑着和我说，"等我彻底康复了，请您吃客家最有名的盐焗鸡。"

再到后来他就很少来医院了，我们的联系也越来越少，不过我知道，决不放弃、淡定冷静，是老孙"佛系"人生面对波折时坚强的一面。我坚信，此时的他一定是病好康复，正在和某个客户愉快地谈着生意吧。

还等着他请我吃盐焗鸡呢。

后记

　　经过为期四个月的准备，《刀尖上的舞蹈——当大脑遇见肿瘤》终于完成了初稿。虽然最后的成稿只有几个月，但是素材的积累从我儿子佑佑出生那年已经开始了，如今孩子马上要上小学了。孩子出生后的每周五，我都会记录这一周发生的故事，最终为本书积累了一些素材。孩子的成长伴随着文字的成稿，也希望佑佑早一些能认识足够的汉字，来读一读这本伴随着他的成长、医生爸爸记录的职业故事。

　　打出了书稿的最后一个字，我马上发给了出版社的周老师，吸了口气，忍不住去小区的花园转了转。记得朋友说，四月时的牡丹是最为娇艳的，当时他约了我一起看，无奈我每天沉浸于工作、记录，无法赴约。

　　如今去看，花园里的花依旧很美，可有很多面孔已经"消失"。淡淡的海棠花味在空气中游荡。

　　我忽然觉得异常惶恐，脑子里想起的，是南唐后主李煜最著名的词句，也是我高中时记得的印象深刻的句子：

"林花谢了春红，太匆匆，无奈朝来寒雨，晚来风。胭脂泪，相留醉，几时重？自是人生长恨水长东。"

生命的来去就像花朵一样，谁都希望可以花开不败，无奈人固有一死，所以活着的人也难免思考离开的那一天。

也许很漫长，也许很短暂。

这么多年，做医生最大的收获，就是意识到了生命的无常、人类的渺小。人类自以为是万物的灵长、宇宙的主宰，但并非如此。生活中还有这样那样的事情，不是你努力就能够躲开的。

或许，人生从来就是如此，也从未有过改变。

我们的生活中还有许许多多这样的无奈，我们本有机会可以回避躲开，可惜忽视了各种各样的细节，最终使自己无法把控而酿成悲剧，只能垂泪。

前人的无奈，在今天也依然重复着。

但我们还是可以做一些事情的。

和疾病对抗，失败了多次，但偶尔也会有成功的时候，而成功的次数更是越来越多。许多同行年逾古稀，依旧奋战在第一线上，不断研究思考，一篇一篇的研究案例，越来越翔实的总结，都是宝贵的财富，也让我们越做越好。

我至今忘不了患者徐历峰恢复健康后诙谐的邮件，也会记着小赵对丽丽的一片赤诚，还有那些梦想着要做医生、想和我一样"治病救人"的孩子，更是让我感悟到生活的意义。

将这些工作中的故事去记录、去科普，以让更多的人能认识和了解脑瘤，进而推动我国的脑瘤科普工作。这个想法，离不开在美国生活的一年，这一年给了我独立思考的时间。我参与了 Gilbert Mark 先生发起的室管膜瘤基金会活动，在乔治华盛顿医院放飞蝴蝶，感受了医者公益，还参加 Josh Sommer 在波士顿召开的脊索瘤联盟会议，感受到一位患者对疾病的真情投入。我还曾胸前贴着 162 号码牌，参加 6 公里的跑步赛，为脑干胶质瘤患者筹款，这个号码牌至今仍放在我汽车的挡风玻璃后面。这些活动都敦促我应该为我国的脑瘤科普做些什么。

　　刘佰运教授始终提醒我要静下心来做学问，使我能一直在阅读和写作。张俊廷教授对我言传身教，从画切口到上头架，手把手的教导至今受用。还有高之宪、季楠教授等对我的鞭策促使我成为一名合格的脑肿瘤医生，能更好为患者解决病痛，这些临床本领才是创作的源泉所在。

　　也很感谢人民卫生出版社给了我这样的机会，能够将我写的故事编成书。感谢北京市科协科普专项资金的支持，让我通过这样一个契机，把我的经历、对疾病的看法，以及力所能及为大家做的科普都展示出来。我不知道能够帮助多少人，但只要能够帮到一个，我都感到格外的欣慰。

　　感谢编辑周宁老师在这段时间对我的指导和付出，她是一个工作上十分认真负责的人，在书稿审读修订过程中，给了我许多中肯的建议。我不知道有多少年没有像现在这样大篇幅地书写东西了，这种独特的体验对我而言也是一种成长。

感谢为此书的完成提供巨大支持的诸位同道，感谢天坛医院神经外科范燕竹女士带领的护理团队为本书出谋划策。感谢爱人冯洁女士背后的支持，除了生活上对我的照顾，她还是一名潜心脑瘤研究的科研人员。

最重要的是，感谢那些曾经和我邂逅的患者们，你们对生命的渴望、对生活的热爱、对人生的思考都时时刻刻影响着我，让我更加热爱生命、更加珍惜生活中的每一分每一秒，并且最大可能去传递爱。

我的职业生涯开始了一段时间，接下来还有很长的路，我会尽力做好我能做的，坚韧坚持，不断前进。

最后，送给大家我最爱的诗《相信未来》里的一段句子：

"我之所以坚定地相信未来，

是我相信未来人们的眼睛，

她有拨开历史风尘的睫毛，

她有看透岁月篇章的瞳孔。

不管人们对于我们腐烂的皮肉，

那些迷途的惆怅、失败的苦痛，

是寄予感动的热泪、深切的同情，

还是给以轻蔑的微笑、辛辣的嘲讽。

我坚信人们对于我们的脊骨，

那无数次的探索、迷途、失败和成功，

一定会给予热情、客观、公正的评定，

是的，我焦急地等待着他们的评定。

朋友，坚定地相信未来吧，

相信不屈不挠的努力，

相信战胜死亡的年轻，

相信未来、热爱生命。"

我走回屋子，一室温暖。

这种感觉真好。

或许，前人的悲剧一直在重复着，我们对于人生的苦恼会持续很久。

但是……相信希望的存在，它会真实存在。

为了深爱自己的人好好活着吧，为了美好的生活和灿烂的未来好好活着吧，谁也不知道未来会发生什么，但这条路无论是多么泥泞，我们终将跨过。

郝淑煜

2019 年 12 月 17 日于北京

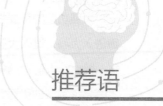

在人们印象中神经外科医生都是陌生的、高冷的，脑肿瘤也是神秘的、罕见的，得了脑肿瘤就等于与死神面对面。"谈脑瘤色变"是每一个普通人听到这个疾病的反应。

《刀尖上的舞蹈：当大脑遇上肿瘤》一书，脑外科医生走出了象牙塔，以一个一个鲜活的故事，为大家揭示了脑瘤的秘密。

读过这些脑瘤故事，我感受到了希望，感受到了温暖，感受到了来自年轻医生的爱。

中华医学会神经外科分会主任委员

北京天坛医院神经外科主任 王硕

虽然本书记录的都是发生在北京天坛医院神经外科的故事，但它为普通大众展现了脑肿瘤的诊治概貌，也展现了神经外科医生的工作、生活，展现了医者的情怀与思考，是一本不可多得的好书。

首都医科大学附属北京天坛医院神经外科教授 贾旺

来美国几十年，我一直致力于包括脑瘤在内的癌症研究，脑瘤与其他癌症相比，其治疗更复杂、特殊，更具有挑战性，原因有三：大脑功能的重要性使扩大切除难以实现；药物难以通过血脑屏障进入大脑；进入大脑的药物杀伤肿瘤的同时对脑神经元也存在损害。除此，人们对脑瘤的恐惧还来源于对疾病的不了解和不认知。本书是该领域的优秀叙事作品，读者可以从中收获疾病的知识，也能够收获生命的感悟。

美国国立卫生院（NIH）国家癌症中心脑肿瘤系 庄正平

脑血管病与脑肿瘤是神经科学的两大疾病，我所创办的猫大夫科普更多关注的是脑血管疾病。而天坛医院神经外科郝淑煜医生《刀尖上的舞蹈：当大脑遇上肿瘤》一书，用叙事医学的手法系统介绍了脑瘤的知识，让读者有机会揭开脑瘤的神秘面纱。郝大夫在书中对疾病的思考，对于大众读者和医生读者都分外珍贵。

北京天坛医院神经介入中心主任 缪中荣

医生，不是神。

我经常告诉家属"我是医生，不是神"，但是在很多家属眼里，他们期待我们就是"神"。

《刀尖上的舞蹈：当大脑遇上肿瘤》一书讲述了我所在病房发生的故事，郝大夫打开了一扇神秘的窗户，让一束阳光照了进来，促人思考，令人感动。

北京天坛医院神经外科教授 高之宪

55检